Da Sogno a Realtà:

La Tua Guida Completa alla Fecondazione Assistita

Percorsi, Preparazione e Benessere Psicofisico

Consigli su Nutrizione e Mentalità Positiva per il Viaggio verso la Genitorialità

Di

Daniel Vincent

Sommario

Capitolo 1: Introduzione alla Fecondazione Assistita

La storia della fecondazione assistita non è solo una narrazione di progressi scientifici, ma anche un viaggio umano attraverso speranze, sfide e vittorie personali. Originariamente concepita come una risposta ai problemi di infertilità, la fecondazione assistita ha trovato la sua prima applicazione pratica significativa con il miracoloso evento del 1978, quando Louise Brown, il primo "**bambino in provetta**", venne al mondo nel Regno Unito. Da allora, la tecnologia di fecondazione in vitro (**FIVET**) ha compiuto passi da gigante, evolvendo attraverso decenni di ricerca e sviluppo.

Il progresso tecnologico ha spianato la strada a tecniche sempre più sofisticate, come l'**ICSI** (Iniezione Intracitoplasmatica di Spermatozoi), che ha rivoluzionato il trattamento della sterilità maschile alla fine degli anni '90. Queste innovazioni hanno reso possibile ciò che una volta sembrava un sogno lontano per molte coppie: la possibilità di concepire un bambino biologicamente proprio, nonostante le sfide legate a problemi di fertilità.

Parallelamente allo sviluppo tecnologico, si sono verificati cambiamenti significativi nelle politiche e nelle percezioni sociali. Le questioni etiche e morali legate alla fecondazione assistita hanno stimolato un vivace dibattito pubblico, portando alla creazione di linee guida rigorose per regolamentare la pratica. In paesi come l'Italia, la legge ha avuto un impatto diretto sulla disponibilità e sull'accesso a queste tecnologie, riflettendo le diverse sensibilità culturali e sociali riguardo alla procreazione assistita.

Negli ultimi anni, il campo ha assistito a un'espansione delle applicazioni della fecondazione assistita, inclusi metodi come la crioconservazione di ovociti e spermatozoi, che offrono a uomini e donne la possibilità di pianificare la genitorialità in momenti più favorevoli della loro vita. Questo non solo ha cambiato il panorama della fertilità, ma ha anche aperto nuove discussioni sul diritto di scegliere quando diventare genitori.

Il recente sviluppo delle tecniche di diagnosi genetica preimpianto (PGD) rappresenta un'altra frontiera della medicina riproduttiva. Questa tecnologia consente di esaminare gli embrioni per identificare malattie genetiche prima del loro trasferimento nell'utero, offrendo così alle coppie a rischio la speranza di avere figli sani, riducendo il carico emotivo e finanziario associato alle condizioni ereditarie.

Mentre la scienza continua a spingere i confini di ciò che è possibile, la storia della fecondazione assistita è in continua evoluzione, tessendo insieme il progresso tecnologico con profonde questioni etiche e personali. Ogni passo avanti non solo risponde alle esigenze biomediche ma solleva anche importanti interrogativi sulla natura della famiglia, della genitorialità e della vita stessa.

Esplorare le differenti tipologie di trattamenti e tecnologie nel campo della fecondazione assistita offre una visione affascinante delle opzioni disponibili per le coppie che aspirano a diventare genitori. Ogni tecnica, sviluppata grazie all'avanzamento della scienza medica, ha le sue specificità e applicazioni, rendendo il percorso alla genitorialità accessibile anche in circostanze complesse.

La **fecondazione in vitro** (FIVET), senza dubbio la più conosciuta tra le tecniche di assistenza riproduttiva, consiste nella fecondazione degli ovociti al di fuori del corpo della donna. Dopo la raccolta degli ovociti e la loro fecondazione in laboratorio con il seme del partner o di un donatore, gli embrioni così formati vengono trasferiti nell'utero materno, con la speranza che si impiantino e proseguano lo sviluppo.

Un'altra tecnica rilevante è l'**iniezione intracitoplasmatica di spermatozoi** (ICSI), particolarmente utile nei casi di grave infertilità maschile. Questo metodo, introdotto nei primi anni '90, prevede l'iniezione diretta di un singolo spermatozoo nell'ovocita, migliorando significativamente le possibilità di fecondazione per coloro che affrontano sfide legate alla qualità o alla quantità dello sperma.

Oltre alla FIVET e all'ICSI, la **crioconservazione** ha rappresentato una rivoluzione, permettendo la conservazione degli ovociti e degli spermatozoi per un uso futuro. Questa opzione è particolarmente preziosa per chi deve sottoporsi a trattamenti che potrebbero compromettere la fertilità, come la chemioterapia. La tecnica garantisce che gli individui possano preservare la loro capacità riprodutiva fino a quando non si sentiranno pronti o saranno in condizioni di avere un bambino.

La **diagnosi genetica preimpianto** (PGD) offre una dimensione aggiuntiva di scelta e controllo, consentendo alle coppie di escludere anomalie genetiche prima dell'impianto dell'embrione. Questa tecnologia non solo aumenta le probabilità di una gravidanza sana ma apre anche importanti questioni etiche e morali, che devono essere attentamente considerate dai futuri genitori e dai loro consulenti medici.

Infine, il recente sviluppo delle **tecniche di mappatura del genoma** ha portato alla possibilità di analisi genetiche più dettagliate, che potrebbero un giorno permettere interventi di editing genetico per prevenire malattie ereditarie. Mentre queste possibilità rimangono al centro di dibattiti etici intensi, offrono una prospettiva entusiasmante su ciò che potrebbe essere possibile nel futuro della medicina riproduttiva.

Ogni trattamento e tecnologia richiede una considerazione attenta e personalizzata, poiché la scelta migliore dipende da una varietà di fattori, inclusi la salute fisica, le condizioni mediche, le questioni etiche personali e, naturalmente, le preferenze personali.

Nel campo della fecondazione assistita, comprendere le statistiche globali e i trend emergenti è essenziale per chiunque sia coinvolto in questo viaggio, dalle coppie che cercano di diventare genitori agli esperti del settore. Le cifre e i dati non solo riflettono l'efficacia delle tecnologie e delle metodologie attuali, ma offrono anche uno sguardo sulle evoluzioni future e sulle innovazioni in questo ambito della medicina.

Secondo i dati raccolti da enti di ricerca internazionali, la fecondazione in vitro (FIVET) è responsabile di circa 1-2% di tutte le nascite annuali nei paesi occidentali, con tassi che continuano a crescere grazie ai miglioramenti tecnologici e alla maggiore accessibilità dei trattamenti. Negli Stati Uniti, ad esempio, le cliniche di fecondazione assistita hanno registrato un incremento costante del numero di trattamenti eseguiti ogni anno, segnalando un aumento della fiducia e della domanda da parte delle coppie.

Un trend particolarmente rilevante in questo settore è l'aumento delle nascite da madri che ricorrono alla fecondazione assistita a età sempre più avanzata. Questo cambiamento è sostenuto dalla crescente carriera professionale delle donne e dalla stabilità economica che permette di affrontare i costi non indifferenti di tali trattamenti. Le statistiche mostrano che la percentuale di donne che optano per la FIVET oltre i 40 anni è raddoppiata negli ultimi dieci anni.

Altro aspetto significativo è l'incremento nell'uso della diagnosi genetica preimpianto (PGD), con un tasso di adozione che ha visto un'ascesa del 15% negli ultimi cinque anni. La PGD non solo aumenta le probabilità di successo dell'impianto ma riduce anche il rischio di trasmissione di malattie genetiche, rendendo la fecondazione assistita una scelta più sicura e controllata per molte coppie.

Inoltre, i progressi nel campo della crioconservazione hanno ampliato le possibilità di pianificazione familiare, permettendo a ovociti e spermatozoi di essere efficacemente conservati per periodi prolungati. Questa tecnica ha registrato un successo crescente, con tassi di sopravvivenza post-scongelamento che migliorano anno dopo anno grazie alle tecniche di vitrificazione.

Queste statistiche e trend non sono solo numeri; rappresentano speranze realizzate, sfide superate e, soprattutto, la promessa di nuove famiglie. Mentre la scienza procede, la fecondazione assistita continua a trasformare il concetto di possibilità, portando sempre più coppie a realizzare il sogno di diventare genitori.

Storie di successo e testimonianze

Le storie di successo e le testimonianze personali sono un aspetto fondamentale nell'esplorazione della fecondazione assistita. Esse non solo conferiscono speranza e ispirazione a coloro che stanno valutando questi percorsi, ma offrono anche una visione intima e personale delle sfide e delle vittorie associate a questi trattamenti. Di seguito, vengono presentate diverse testimonianze che riflettono la varietà delle esperienze individuali e le diverse sfaccettature emotive, fisiche ed etiche che queste implicano.

Testimonianza 1: Marta e Giovanni, Italia

"Dopo cinque anni di tentativi infruttuosi, la fecondazione in vitro è stata la nostra ultima speranza. Il processo è stato emotivamente e fisicamente impegnativo, ma alla fine ci ha regalato nostra figlia,

Giorgia. Ogni momento difficile è svanito quando l'abbiamo tenuta tra le braccia per la prima volta."

Testimonianza 2: Elena, Spagna

"Decidere di sottoporsi a un trattamento di fecondazione assistita non è stato facile a causa delle implicazioni etiche e della pressione sociale. Tuttavia, la supporto della mia famiglia e l'etica professionale del centro di fecondazione mi hanno dato la forza di procedere. Ora, sono madre di due gemelli sani e non potrei essere più felice."

Testimonianza 3: Rachel e Mark, Regno Unito

"La nostra esperienza con l'ICSI è stata una montagna russa di emozioni. Avere una comunità di supporto e accesso a consulenza professionale ha fatto una grande differenza per noi. Celebrare il primo compleanno di nostro figlio è stato un sogno diventato realtà."

Testimonianza 4: Claire, Francia

"Come donna single, ho sempre saputo che avrei voluto dei figli, indipendentemente dal mio stato civile. Grazie alla crioconservazione degli ovociti e successivamente alla FIVET, sono riuscita a diventare madre. È stato un viaggio solitario a volte, ma incredibilmente gratificante."

Testimonianza 5: Anita e Raj, India

"Affrontare l'infertilità è stato devastante per noi come coppia. La tecnologia PGD ci ha aiutato a garantire la salute del nostro bambino, eliminando le malattie genetiche che erano presenti nella mia famiglia. Questo ci ha dato una pace che non ha prezzo."

Testimonianza 6: Lucas e Sofia, Brasile

"Non avremmo mai pensato che diventare genitori potesse richiedere così tanto lavoro. Dopo tre cicli falliti, il nostro quarto tentativo con la fecondazione assistita ha avuto successo. Ogni sforzo è valso la pena quando abbiamo visto il cuore del nostro bambino battere all'ecografia."

Testimonianza 7: Tom, Canada

"Essere un genitore attraverso la surrogazione è stato per me un percorso complesso, pieno di sfide legali e decisioni difficili. La chiarezza e l'appoggio del mio team medico mi hanno aiutato a navigare in questo viaggio con fiducia."

Ogni storia racconta un viaggio unico e personale attraverso la fecondazione assistita, evidenziando l'importanza di un supporto medico, emotivo e informativo adeguato. La fecondazione assistita non è solo una questione di scienza medica, ma un percorso condiviso di speranza, resilienza e, infine, di gioia.

Definizione di termini chiave e concetti

Nell'ambito della fecondazione assistita, la comprensione dei termini chiave e dei concetti è essenziale per chiunque sia coinvolto in questo percorso, sia esso una coppia in cerca di aiuto per concepire, sia professionisti del settore alla ricerca di approfondimenti. Di seguito, verranno definiti e spiegati alcuni dei termini più comuni e significativi in questo campo, fornendo una base solida per comprendere le discussioni tecniche e le decisioni mediche che caratterizzano la fecondazione assistita.

- **Fecondazione In Vitro (FIVET)**: Si tratta del processo in cui un ovocita viene fertilizzato da uno spermatozoo al di fuori del corpo della donna, generalmente in una piastra di Petri in un laboratorio. Gli embrioni risultanti vengono poi trasferiti nell'utero della donna nella speranza che si attacchino alla parete uterina e continuino a svilupparsi normalmente.

- **Iniezione Intracitoplasmatica di Spermatozoi (ICSI)**: Questa tecnica è una variante della FIVET e viene utilizzata principalmente per superare i problemi di sterilità maschile. Involucra l'iniezione diretta di un singolo spermatozoo nell'ovocita per facilitarne la fertilizzazione, migliorando significativamente le possibilità di successo in casi di bassa motilità spermatica o numero ridotto di spermatozoi.

- **Crioconservazione**: È il processo di congelamento e conservazione di ovociti, spermatozoi o embrioni a temperature molto basse per un uso futuro. Questa tecnica è particolarmente utile per persone che devono sottoporsi a trattamenti medici che potrebbero compromettere la loro fertilità, come la chemioterapia, o per coloro che desiderano posticipare la genitorialità.

- **Diagnosi Genetica Preimpianto (PGD)**: Questa procedura viene utilizzata per analizzare geneticamente gli embrioni prima del loro trasferimento nell'utero. La PGD è particolarmente utile per le coppie a rischio di trasmettere malattie genetiche ai propri figli, poiché permette di selezionare embrioni senza anomalie genetiche conosciute.

- **Endometrio**: Lo strato interno dell'utero che svolge un ruolo cruciale nel sostenere l'embrione dopo il trasferimento. La sua ricettività è fondamentale per il successo dell'impianto dell'embrione e il suo ulteriore sviluppo.

- **Sindrome da Iperstimolazione Ovarica (OHSS)**: Una complicazione potenzialmente grave che può verificarsi quando le ovaie reagiscono eccessivamente agli ormoni utilizzati per stimolare la produzione di ovociti. I sintomi possono variare da lievi a gravi e richiedono attenzione medica immediata.

- **Tasso di Implantazione**: Si riferisce alla percentuale di embrioni trasferiti che riescono ad attaccarsi con successo all'endometrio, risultando in una gravidanza clinica. Questo indicatore è fondamentale per valutare l'efficacia delle diverse tecniche di fecondazione assistita.

Questi termini rappresentano solo una parte del vocabolario associato alla fecondazione assistita, ma sono tra i più critici per comprendere i processi e le decisioni implicate in questo complesso campo della medicina riproduttiva.

Capitolo 2: Primi Passi nel Percorso della PMA

Il primo appuntamento per la valutazione iniziale in un percorso di Procreazione Medicalmente Assistita (PMA) rappresenta un momento cruciale per le coppie che cercano di diventare genitori attraverso metodi di fecondazione assistita. È comprensibile che vi sia un misto di emozioni: speranza, ansia, eccitazione e preoccupazione. Capire cosa aspettarsi durante questo appuntamento può aiutare a mitigare alcune di queste preoccupazioni, permettendo alle coppie di prepararsi al meglio.

Cosa aspettarsi dal primo appuntamento

1. **Consultazione iniziale**: Questa è l'opportunità per il medico di raccogliere informazioni dettagliate sulla storia medica e sulla salute riproduttiva sia della donna che dell'uomo. Domande sulla frequenza dei rapporti sessuali, la durata del tentativo di concepire, precedenti gravidanze, aborti spontanei, cicli mestruali, eventuali interventi chirurgici e stili di vita saranno trattati.

2. **Esami fisici e test**: Tipicamente, verranno richiesti diversi test. Per le donne, questi possono includere esami del sangue per verificare i livelli ormonali, un'ecografia pelvica per esaminare l'utero e le ovaie, e talvolta una isterosalpingografia per valutare la permeabilità delle tube di Falloppio. Per gli uomini, il test più comune è l'analisi del seme, che valuta la quantità, la mobilità e la forma degli spermatozoi.

3. **Discussione sui possibili trattamenti**: In base ai risultati degli esami, il medico proporrà le opzioni di trattamento più adatte. Questo può variare da semplici raccomandazioni per migliorare la fertilità naturale (come modifiche dello stile di vita o supplementazione) a procedure più complesse come la FIVET, l'ICSI o l'uso di tecniche di crioconservazione.

4. **Supporto psicologico e informativo**: È essenziale che la clinica offra non solo supporto medico, ma anche consulenza psicologica. Affrontare l'infertilità può essere estremamente stressante, e avere accesso a un supporto emotivo adeguato è cruciale.

5. **Pianificazione finanziaria**: La fecondazione assistita può essere costosa, e non tutte le procedure sono coperte dalle assicurazioni sanitarie. Durante il primo appuntamento, dovrebbero essere discussi anche gli aspetti finanziari, inclusi i costi previsti dei trattamenti e le possibili opzioni di finanziamento o assicurazione.

Queste aree sono solo l'inizio di un viaggio che per molte coppie può risultare complesso e emotivamente intenso. Il primo appuntamento serve a stabilire una base di fiducia e comprensione tra la coppia e il team di assistenza sanitaria, assicurando che tutte le parti siano informate e confortevoli con i passi successivi nel percorso di procreazione assistita.

Scelta della clinica e del medico

La scelta della clinica e del medico specializzato in Procreazione Medicalmente Assistita (PMA) è un passo decisivo nel percorso verso la genitorialità. Questa decisione può avere un impatto profondo non solo sul successo del trattamento, ma anche sull'esperienza emotiva delle coppie. Pertanto, è fondamentale prendere in considerazione vari aspetti per fare una scelta informata e consapevole.

1. **Credenziali e Esperienza del Medico**: Il primo criterio da valutare è la qualificazione e l'esperienza del medico. È essenziale scegliere un professionista che sia specializzato in fertilità e che abbia un'ampia esperienza nel trattare casi simili al proprio. È possibile verificare le credenziali attraverso il consiglio di ordine dei medici o consultando le recensioni online.

2. **Tasso di Successo della Clinica**: Le statistiche di successo della clinica forniscono indicazioni importanti sulla qualità dei trattamenti offerti. Tuttavia, è necessario considerare questi dati con attenzione, confrontandoli con le medie nazionali e valutando come vengono calcolati. Alcune cliniche potrebbero non includere tutti i casi nel calcolo del tasso di successo, il che potrebbe portare a percentuali artificialmente elevate.

3. **Tecnologie e Servizi Offerti**: La disponibilità di tecnologie avanzate e di un'ampia gamma di servizi di trattamento è

un altro fattore importante. Cliniche che investono in tecnologie all'avanguardia e offrono un ampio spettro di trattamenti, dalla diagnosi genetica preimpianto alla crioconservazione, sono generalmente preferibili per la loro capacità di offrire opzioni personalizzate.

4. **Supporto Emotivo e Consulenza**: La fecondazione assistita è spesso un viaggio emotivamente impegnativo. Scegliere una clinica che offre supporto psicologico, gruppi di supporto o consulenze può fare una grande differenza nell'esperienza complessiva delle coppie.

5. **Trasparenza dei Costi e Opzioni di Finanziamento**: È cruciale che la clinica offra una chiara indicazione dei costi associati ai vari trattamenti. Alcune cliniche possono anche offrire pacchetti o piani di pagamento che aiutano a gestire meglio le spese. Essere informati su questi aspetti può aiutare a evitare sorprese e a pianificare finanziariamente il percorso di trattamento.

6. **Prossimità e Accessibilità**: La vicinanza della clinica può influenzare significativamente la logistica del trattamento. Trattamenti di fecondazione assistita possono richiedere frequenti visite cliniche, quindi una struttura facilmente accessibile può ridurre lo stress e la fatica associati agli spostamenti.

7. **Recensioni e Feedback dei Pazienti**: Ascoltare o leggere le esperienze di altri pazienti può fornire insight preziosi sulla qualità del trattamento e sull'approccio umano del

personale. Forum online, gruppi di supporto e recensioni sui social media sono risorse utili per raccogliere feedback autentici.

Per aiutare i futuri genitori a fare una scelta informata, potrebbe essere utile includere una tabella comparativa che illustri i punti di forza di diverse cliniche, basata su questi criteri. Questo strumento può offrire una panoramica immediata e facilitare la decisione in un contesto che richiede considerazioni sia emotive che pratiche.

In definitiva, la decisione su quale clinica e quale medico scegliere per la PMA non deve essere presa alla leggera. Un approccio ponderato e informato può migliorare significativamente le possibilità di successo e rendere l'intero processo il più sereno possibile. Nel proseguire, esploreremo ulteriori dettagli su come affrontare al meglio le sfide durante il percorso della PMA, assicurando che ogni coppia si senta supportata e informata ad ogni passo.

Analisi preliminari necessarie

Prima di intraprendere qualsiasi percorso di Procreazione Medicalmente Assistita (PMA), è essenziale completare un set di analisi preliminari. Queste indagini sono fondamentali per valutare la salute riproduttiva di entrambi i partner e per identificare la migliore strategia di trattamento. Ecco una panoramica delle principali analisi che le coppie possono aspettarsi di affrontare:

Esami per la Donna

1. **Esami Ormonali**: Questi test, che includono la valutazione dei livelli di FSH (ormone follicolo-stimolante), LH (ormone luteinizzante), Estradiolo e Progesterone, sono cruciali per valutare la riserva ovarica e la funzionalità ovarica. Vengono generalmente effettuati nei primi giorni del ciclo mestruale per ottenere i dati più accurati.

2. **Ecografia Transvaginale**: Questo esame permette di visualizzare gli organi riproduttivi interni, inclusi l'utero e le ovaie, e di identificare eventuali anomalie strutturali o la presenza di fibromi o cisti ovariche che potrebbero influenzare la fertilità.

3. **Histerosalpingografia (HSG)**: Si tratta di un esame radiologico che utilizza un mezzo di contrasto per valutare la pervietà delle tube di Falloppio e l'integrità della cavità uterina, essenziale per il corretto passaggio degli spermatozoi all'ovulo e per l'impianto dell'embrione.

<u>**Esami per l'Uomo**</u>

1. **Spermiogramma**: Questo test valuta la qualità dello sperma, inclusi volume, concentrazione, motilità e morfologia degli spermatozoi. È il primo test diagnostico effettuato per valutare la fertilità maschile.

2. **Spermiocoltura**: Questo test è utilizzato per rilevare la presenza di infezioni batteriche nel liquido seminale che potrebbero non solo influenzare negativamente la qualità dello sperma, ma anche compromettere l'esito della gravidanza o la salute del partner. La spermiocoltura è particolarmente importante se si sospetta una prostatite o in presenza di parametri alterati nello spermiogramma che potrebbero essere correlati a un'infezione.

3. **Test di Frammentazione del DNA Spermatico**: Questo esame misura il livello di danneggiamento del DNA negli spermatozoi. Un alto livello di frammentazione del DNA può ridurre significativamente le possibilità di fecondazione, influenzare negativamente lo sviluppo embrionale e aumentare il rischio di aborto spontaneo. La valutazione della frammentazione del DNA è raccomandata in casi di fallimenti ripetuti di impianto, aborti spontanei ricorrenti, o quando lo spermiogramma mostra parametri subottimali non altrimenti spiegabili.

4. **Analisi Ormonali**: Test come quelli per il testosterone, FSH e LH possono essere prescritti se lo spermiogramma presenta anomalie, per escludere disturbi ormonali che potrebbero influenzare la produzione di sperma.

<u>**Esami Comuni per Entrambi i Partner**</u>

1. **Screening Genetico**: Alcune coppie potrebbero scegliere di sottoporsi a test genetici per rilevare la presenza di malattie ereditarie che potrebbero essere trasmesse ai figli, come la fibrosi cistica o l'anemia falciforme.

2. **Analisi delle Malattie Infettive**: Test per HIV, epatite B e C, sifilide, e altri agenti infettivi sono standard per prevenire la trasmissione di queste condizioni al partner o al nascituro.

Ogni risultato di queste analisi sarà discusso dettagliatamente con il medico, che spiegherà le implicazioni dei risultati e come essi influenzeranno il percorso di trattamento raccomandato. È essenziale che entrambi i partner partecipino attivamente a queste discussioni e comprendano pienamente ogni aspetto delle indagini, consentendo loro di prendere decisioni informate riguardo al loro percorso di procreazione assistita.

L'importanza di questi test preliminari non può essere sottovalutata, in quanto forniscono le fondamenta su cui costruire un piano di trattamento personalizzato e ottimizzato. Nel proseguo del capitolo, esploreremo come interpretare e gestire i risultati di queste analisi, fornendo consigli pratici per navigare con successo nelle complessità del trattamento di fertilità.

Impostazioni legali e considerazioni etiche

Le considerazioni legali ed etiche rappresentano una componente fondamentale nel percorso della Procreazione Medicalmente Assistita (PMA). Essere consapevoli delle normative e delle questioni etiche non solo aiuta le coppie a navigare più sicuramente nel processo, ma garantisce anche il rispetto dei diritti di tutti gli individui coinvolti.

Implicazioni Legali

1. **Legislazione Locale e Internazionale**: I trattamenti di PMA sono regolati in modo diverso a seconda dei paesi. Alcuni paesi hanno leggi molto restrittive che limitano chi può accedere ai trattamenti e quali tecnologie possono essere utilizzate. Ad esempio, alcuni luoghi proibiscono l'uso di donatori di gameti o la gestazione per altri, mentre altri potrebbero avere regolamentazioni meno severe. È vitale per le coppie informarsi sulle leggi applicabili nel proprio paese o considerare la possibilità di trattamenti all'estero.

2. **Diritti dei Donatori e Anonimato**: Nei casi in cui si ricorra a donatori di spermatozoi o ovuli, le leggi possono variare significativamente riguardo l'anonimato dei donatori e i diritti legali sui futuri nati. Alcuni sistemi legali permettono ai bambini nati tramite donazione di conoscere l'identità del donatore una volta raggiunta l'età adulta.

3. **Conservazione dei Tessuti Riproduttivi**: Le leggi sulla crioconservazione di spermatozoi, ovuli ed embrioni possono influenzare decisioni importanti, come il periodo di tempo

per cui questi possono essere conservati e utilizzati per tentativi di concepimento futuri.

Considerazioni Etiche

1. **Manipolazione Genetica**: Con l'avanzamento delle tecnologie come la diagnosi genetica preimpianto (PGD) e l'editing genetico CRISPR, emergono questioni etiche significative. Queste includono dibattiti sull'eugenetica e sulle implicazioni di scegliere caratteristiche genetiche, come il sesso o, potenzialmente, altri tratti fisici o cognitivi.

2. **Etica della Surrogazione**: La gestazione per altri solleva questioni complesse riguardanti il compenso ai gestanti e i loro diritti, oltre ai potenziali sfruttamenti in paesi con minori salvaguardie legali.

3. **Impatto Emotivo e Psicologico**: Le implicazioni etiche del supporto adeguato alle coppie che attraversano cicli ripetuti di PMA senza successo sono cruciali. Le decisioni su quanti cicli perseguire possono avere profondi effetti psicologici e finanziari.

Queste aree richiedono una navigazione attenta e informata, con le coppie spesso in bilico tra il desiderio di diventare genitori e la necessità di considerare profondamente le implicazioni legali ed etiche dei loro percorsi. Un aspetto fondamentale del processo è la consulenza legale ed etica, fornita da esperti che possono aiutare le coppie a comprendere completamente le ramificazioni delle loro scelte.

Preparazione emotiva: gestire aspettative e stress

Affrontare il percorso della Procreazione Medicalmente Assistita (PMA) richiede non solo preparazione fisica ma anche un forte sostegno emotivo. La gestione delle aspettative e dello stress è cruciale per il benessere di entrambi i partner durante questa fase. Esaminiamo quindi le strategie che possono aiutare a navigare emotivamente in questo percorso complesso.

Comprensione delle Proprie Emozioni

Il primo passo in questo viaggio emotivo è riconoscere e accettare la vasta gamma di emozioni che si possono provare. La PMA può evocare sentimenti di speranza, ansia, frustrazione e gioia. È normale sentirsi sopraffatti o stressati data l'incertezza dei risultati e l'intensità dei trattamenti. Riconoscere questi sentimenti può aiutare le coppie a gestirli più efficacemente, evitando che diventino un ostacolo insormontabile.

Gestione delle Aspettative

Impostare aspettative realistiche è fondamentale. Molti si avvicinano alla PMA con la speranza che porti rapidamente a una gravidanza, ma è importante comprendere che il successo può richiedere tempo e, in alcuni casi, più tentativi. Le coppie dovrebbero discutere apertamente con il loro medico specialistico le probabilità di successo basate sulle loro specifiche condizioni mediche e altri fattori. Questo dialogo può aiutare a calibrare le aspettative e prepararsi per tutte le possibili esiti.

Strategie di Coping

Le tecniche di coping possono variare ampiamente e includono metodi pratici e supporto emotivo:

- **Supporto Psicologico**: Parlare con un terapista o un consulente specializzato in fertilità può offrire un grande aiuto. Questi professionisti possono fornire strategie personalizzate per affrontare lo stress e gestire le emozioni durante il trattamento.

- **Rilassamento e Mindfulness**: Pratiche come la meditazione, lo yoga e la respirazione profonda possono essere strumenti efficaci per ridurre lo stress e mantenere una mente equilibrata.

- **Supporto di Gruppo**: Unirsi a gruppi di supporto dove altre coppie condividono esperienze simili può fornire conforto e diminuire il senso di isolamento che talvolta accompagna questo percorso.

Comunicazione di Coppia

Mantenere una comunicazione aperta e onesta tra i partner è essenziale. Affrontare insieme le sfide, esprimere apertamente preoccupazioni e paure, e celebrare i piccoli successi possono rafforzare la relazione e migliorare la capacità di gestire il percorso di PMA.

Preparazione per i Risultati

Infine, è cruciale prepararsi per tutti gli esiti possibili, inclusi quelli meno desiderati. Discutere in anticipo su come si potrebbe reagire a un insuccesso può aiutare a mitigare l'impatto emotivo di eventi negativi e pianificare i passi successivi, sia che si tratti di ulteriori trattamenti sia di alternative come l'adozione o la vita senza figli.

Questa preparazione emotiva non solo aiuta a gestire meglio lo stress del trattamento, ma può anche migliorare le probabilità di successo, poiché lo stress eccessivo può influenzare negativamente la fertilità. Proseguendo, esploreremo le specifiche tecniche e risorse che possono supportare le coppie in questo aspetto critico del loro viaggio verso la genitorialità.

Capitolo 3: Trattamenti di Fecondazione Assistita

Nel campo della procreazione medicalmente assistita, le tecniche di fecondazione in vitro (FIVET) e iniezione intracitoplasmatica di spermatozoi (ICSI) rappresentano due delle soluzioni più avanzate e diffuse per superare le difficoltà di concepimento. Oltre a queste, altre procedure complementari possono essere impiegate per aumentare le probabilità di successo. Questa sezione si propone di esplorare in dettaglio queste metodologie, evidenziando i passaggi chiave, le applicazioni e le considerazioni tecniche di ciascuna.

Fecondazione In Vitro (FIVET)

La FIVET è una procedura consolidata che coinvolge più fasi:

- **Stimolazione ovarica**: Tramite somministrazione di ormoni, si inducono le ovaie a produrre più ovuli, monitorando il progresso con ecografie e test del sangue.

- **Raccolta degli ovuli**: Gli ovuli vengono raccolti in ambiente sterile usando una sottile ago cannula guidata da ecografia transvaginale.

- **Fertilizzazione in laboratorio**: Gli ovuli raccolti vengono esposti agli spermatozoi del partner o di un donatore in un ambiente controllato per facilitare la fertilizzazione.

- **Coltura embrionale e trasferimento**: Gli embrioni vengono coltivati in laboratorio per alcuni giorni prima di essere selezionati per il trasferimento nell'utero.

Iniezione Intracitoplasmatica di Spermatozoi (ICSI)

L'ICSI è particolarmente indicata per superare i problemi di infertilità maschile. Questa procedura differisce dalla FIVET principalmente per la tecnica di fertilizzazione:

- **Selezione dello spermatozoo**: Si seleziona un singolo spermatozoo sano che viene poi iniettato direttamente nell'ovulo.

- **Fertilizzazione**: L'iniezione viene realizzata sotto microscopio specializzato, garantendo precisione e aumentando le possibilità di successo di fecondazione.

- **Sviluppo embrionale e trasferimento**: Come nella FIVET, gli embrioni sono coltivati prima di essere trasferiti nell'utero.

Altre Procedure Complementari

Oltre alla FIVET e all'ICSI, esistono procedure aggiuntive che possono essere considerate a seconda delle specifiche necessità della coppia:

- **Assisted Hatching**: Questa tecnica prevede di rendere più sottile la zona pellucida dell'embrione, facilitando l'impianto nell'utero.

- **Crioconservazione**: Spermatozoi, ovuli ed embrioni possono essere congelati per utilizzi futuri, una scelta utile per pianificare tentativi successivi o preservare la fertilità.

- **Diagnosi Genetica Preimpianto (PGD)**: Consente di esaminare gli embrioni per anomalie genetiche prima del trasferimento, aumentando le probabilità di una gravidanza sana.

Queste tecniche rappresentano la frontiera della medicina riproduttiva, offrendo a molte coppie la possibilità di realizzare il sogno di diventare genitori. Ogni tecnica ha specifiche indicazioni e potenziali rischi, quindi è fondamentale che le coppie siano pienamente informate e supportate da un team di specialisti nel percorso che decidono di intraprendere.

Approfondendo le specificità di ciascuna procedura, sarà possibile offrire una visione chiara e comprensiva delle opzioni disponibili, permettendo alle coppie di fare scelte informate basate su solide evidenze scientifiche e consulenza medica qualificata.

Il percorso della fecondazione assistita è articolato e richiede una serie di fasi ben definite, ciascuna delle quali è cruciale per il successo del trattamento. Comprendere queste fasi aiuta le coppie a prepararsi sia fisicamente che emotivamente, facilitando il processo e aumentando le possibilità di una gravidanza sana.

1. Stimolazione Ovarica

La stimolazione ovarica è il primo passo critico nel trattamento della fecondazione in vitro (FIVET). Durante questa fase, farmaci specifici, come gli agonisti o gli antagonisti dell'ormone rilasciante le gonadotropine (GnRH), vengono utilizzati per stimolare le ovaie a produrre più ovuli. Questo viene fatto per aumentare le probabilità di ottenere embrioni fecondati di alta qualità. Il monitoraggio della risposta ovarica attraverso ecografie e test del sangue permette di regolare la dose dei farmaci e di decidere il momento ottimale per il prelievo degli ovuli.

2. Raccolta degli Ovuli

La raccolta degli ovuli, o pick-up ovocitario, è un procedimento chirurgico minore eseguito sotto sedazione leggera. Utilizzando un ago sottile guidato da ultrasuoni attraverso la vagina, gli ovuli vengono aspirati delicatamente dai follicoli ovarici. Questo processo richiede precisione e cura per minimizzare il disagio e prevenire complicazioni come sanguinamenti o infezioni.

3. Fecondazione

Una volta raccolti, gli ovuli vengono trasferiti in un laboratorio di embriologia dove sono esposti agli spermatozoi del partner o di un donatore. In alternativa, per la tecnica ICSI, un singolo spermatozoo viene iniettato direttamente in ogni ovulo. Le condizioni di coltura in laboratorio sono ottimizzate per supportare la fecondazione e le prime fasi di sviluppo dell'embrione.

4. Coltura e Valutazione degli Embrioni

Gli embrioni vengono coltivati in laboratorio per alcuni giorni, durante i quali vengono monitorati per assicurare il loro sviluppo corretto. Questo periodo consente anche di effettuare eventuali test genetici preimpianto per identificare embrioni senza anomalie genetiche. La selezione degli embrioni più sani e robusti è fondamentale per aumentare le possibilità di successo del trasferimento.

5. Trasferimento degli Embrioni

L'ultima fase del ciclo di fecondazione assistita è il trasferimento degli embrioni nell'utero. Questo procedimento è di solito indolore e non richiede sedazione. Un sottile catetere è utilizzato per inserire delicatamente gli embrioni nell'utero, dove si spera si impiantino e continuino a svilupparsi fino al termine della gravidanza.

Ognuna di queste fasi è supportata da tecnologie avanzate e da un team di specialisti che lavorano insieme per offrire le migliori probabilità di successo alle coppie. Nel prosieguo, sarà essenziale discutere come ogni fase viene personalizzata in base alle specifiche esigenze mediche e desideri delle coppie, per garantire non solo il successo clinico ma anche il supporto emotivo durante il viaggio verso la genitorialità.

Rischi e probabilità di successo

La procreazione medicalmente assistita (PMA), come qualsiasi intervento medico, comporta specifici rischi e varia nella sua probabilità di successo. Questi aspetti sono cruciali per le coppie che stanno considerando o intraprendendo trattamenti di fertilità, poiché influenzano significativamente le decisioni e le aspettative.

Rischi Associati ai Trattamenti di PMA

1. Rischi Fisici: I trattamenti di fertilità, specialmente quelli che coinvolgono la stimolazione ovarica, possono portare a condizioni come la sindrome da iperstimolazione ovarica (OHSS), che, sebbene rara nelle sue forme più gravi, può richiedere un intervento medico urgente. Altri rischi includono infezioni, sanguinamenti durante la raccolta degli ovuli, e reazioni agli anestetici usati durante le procedure.

2. Rischi Emotivi: La PMA può essere un processo emotivamente stressante, spesso accompagnato da alti e bassi dovuti ai cicli di trattamento e alle incertezze dei risultati. Questo stress può influenzare non solo gli individui ma anche le loro relazioni.

3. Rischi Economici: I trattamenti di fertilità possono essere costosi, specialmente in paesi dove tali servizi non sono coperti da assicurazioni sanitarie o programmi di welfare. Il costo può aumentare significativamente in caso di più cicli di trattamento.

Probabilità di Successo

La probabilità di successo di un trattamento di PMA varia ampiamente a seconda di diversi fattori:

1. Età della Donna: L'età è uno dei fattori più critici. Le donne sotto i 35 anni hanno generalmente tassi di successo più elevati, che diminuiscono progressivamente con l'aumentare dell'età.

2. Causa dell'Infertilità: Alcune cause di infertilità sono più facilmente trattabili con la PMA rispetto ad altre. Ad esempio, problemi legati alla qualità dello sperma o all'ovulazione possono avere soluzioni più dirette rispetto a problemi come gravi danni alle tube di Falloppio.

3. Tecnologia e Protocolli Utilizzati: La qualità della tecnologia impiegata e l'esperienza del centro di fertilità giocano ruoli significativi. Centri con alta specializzazione e tecnologie avanzate tendono a riferire tassi di successo superiori.

4. Stile di Vita: Fattori come il peso, il fumo, l'uso di alcool e altri aspetti dello stile di vita possono influenzare i risultati dei trattamenti di fertilità.

Le tabelle e i grafici possono essere utilizzati per illustrare visivamente questi dati, offrendo alle coppie una comprensione più chiara delle statistiche di successo relative a specifiche condizioni o trattamenti.

Conclusioni iniziali

Comprendere i rischi e le probabilità di successo aiuta le coppie a fare scelte informate e a prepararsi sia per i successi sia per gli ostacoli potenziali. Questa trasparenza è essenziale per gestire le aspettative e supportare le coppie nel loro percorso di procreazione assistita.

Fascia d'età della donna	Probabilità di successo per ciclo di FIVET
Sotto i 35 anni	40-45%
35-37 anni	30-35%
38-40 anni	20-25%
41-42 anni	10-15%
Oltre 43 anni	3-5%

Spiegazione della Tabella

- **Sotto i 35 anni**: Questo gruppo di età ha il tasso più alto di successo per ciclo di FIVET, grazie alla migliore qualità ovocitaria e riserva ovarica.

- **35-37 anni**: In questa fascia d'età, inizia una lieve diminuzione della probabilità di successo, principalmente a causa di un graduale calo nella qualità degli ovuli.

- **38-40 anni**: La diminuzione della fertilità diventa più marcata, con una significativa riduzione delle probabilità di successo per ciclo.

- **41-42 anni**: Le probabilità di successo continuano a diminuire notevolmente a causa dell'avanzare dell'età e del deterioramento della qualità e quantità degli ovuli.

- **Oltre 43 anni**: In questa fascia d'età, le probabilità di successo sono considerevolmente basse, e spesso si consiglia di considerare l'uso di ovuli donati per aumentare le possibilità di successo.

Questi dati illustrano l'importanza dell'età nel determinare le probabilità di riuscita della FIVET e sono fondamentali per la consulenza e la pianificazione del trattamento per le coppie che cercano di concepire tramite tecniche di procreazione assistita.

Alternative e opzioni per casi difficili

Nel panorama dei trattamenti di procreazione medicalmente assistita (PMA), alcuni casi si presentano con sfide particolarmente complesse, richiedendo approcci alternativi o più sofisticati. Per le coppie che si trovano di fronte a difficoltà ostinate, esplorare tutte le opzioni disponibili diventa fondamentale. Questa sezione esamina le alternative e le opzioni avanzate per casi di infertilità considerati difficili.

Donazione di Gameti

Una delle alternative più significative per i casi in cui la fertilità è compromessa, sia per la donna che per l'uomo, è la donazione di gameti. La **donazione di ovuli** si rivela una soluzione preziosa per le donne con riserva ovarica ridotta o problemi genetici, mentre la **donazione di sperma** può aiutare in situazioni di grave infertilità maschile.

Gestazione per Altri

La gestazione per altri, o maternità surrogata, è un'opzione considerata quando la donna non può portare avanti una gravidanza per motivi di salute o anomalie uterine. Questo metodo richiede una regolamentazione legale attenta, e viene scelto solo dopo un'accurata valutazione psicologica e medica di tutte le parti coinvolte.

Tecniche Avanzate di Laboratorio

- **Cultura prolungata e trasferimento di blastocisti**: Questa tecnica permette di coltivare gli embrioni fino allo stadio di blastocisti, aumentando le possibilità di selezionare embrioni con maggiore potenziale di impianto.

- **Diagnosi Genetica Preimpianto (PGD)**: È particolarmente indicata per coppie con rischio di trasmettere malattie genetiche. Consente di analizzare gli embrioni prima del trasferimento, selezionando quelli senza anomalie genetiche.

Approcci Integrativi

Alcuni centri di fertilità integrano nei loro protocolli trattamenti complementari come l'agopuntura o la terapia nutrizionale, che possono migliorare il benessere generale e ottimizzare i risultati delle PMA.

Adozione di Embrioni

L'adozione di embrioni congelati da altre coppie che hanno completato i loro percorsi riproduttivi offre una possibilità di genitorialità per coppie che non possono utilizzare i propri gameti.

Considerazioni Etiche e di Supporto

È fondamentale che ogni opzione venga discussa approfonditamente, valutando non solo le implicazioni mediche ma anche quelle emotive, etiche e finanziarie. Il supporto psicologico è un pilastro di queste discussioni, assicurando che le coppie siano pienamente informate e supportate nelle loro decisioni.

In conclusione, mentre queste alternative possono aprire nuove porte per chi affronta sfide significative nella procreazione, è essenziale che ogni scelta sia guidata da una consulenza medica, etica e psicologica approfondita. Questo assicura che tutte le parti coinvolte siano preparate per i possibili esiti e completamente consapevoli delle proprie decisioni. Proseguendo, esploreremo come queste opzioni si integrano in un piano di trattamento complessivo, adattato alle specifiche necessità della coppia.

Case studies e decision-making scenarios

Nell'ambito dei trattamenti di fecondazione assistita, i casi di studio e gli scenari decisionali giocano un ruolo fondamentale nel fornire alle coppie una comprensione realistica delle diverse sfide e delle possibili soluzioni. Presentare esempi concreti aiuta a visualizzare meglio le opzioni disponibili e a prendere decisioni informate, specialmente in situazioni complesse. In questa sezione, esploreremo alcuni casi di studio che illustrano come differenti coppie hanno affrontato il percorso della procreazione medicalmente assistita, evidenziando sia i successi che gli ostacoli.

Caso di Studio 1: Uso di PGD per Evitare la Trasmissione di Malattie Genetiche

Marco e Luisa, entrambi portatori sani di fibrosi cistica, desideravano avere un bambino senza rischiare di trasmettere la malattia. Dopo consultazioni con specialisti in genetica e fertilità, hanno optato per la FIVET con diagnosi genetica preimpianto (PGD). La PGD ha permesso di selezionare embrioni non affetti dalla malattia, risultando nella nascita di un bambino sano. Questo caso evidenzia l'importanza delle tecnologie avanzate nella gestione dei rischi genetici.

Caso di Studio 2: Superamento della Bassa Riserva Ovarica

Anna, di 38 anni, lottava con una bassa riserva ovarica. Dopo diversi cicli di stimolazione ovarica falliti, i suoi medici hanno suggerito l'uso di ovociti donati. Grazie a questa opzione, Anna e suo marito sono stati in grado di concepire. Questo scenario dimostra come le alternative disponibili possano offrire speranza anche quando la situazione sembra sfavorevole.

Caso di Studio 3: Uso di Surrogazione per Problemi Uterini

Silvia, impossibilitata a portare una gravidanza a termine a causa di gravi problemi uterini, e suo marito Stefano, hanno scelto la gestazione per altri. Questa decisione è stata presa dopo accurati colloqui psicologici e legali per assicurare che tutti i partecipanti fossero consapevoli e concordi. Il percorso ha portato alla nascita di una figlia tramite una madre surrogata, mostrando l'efficacia della surrogazione come opzione valida.

Scenari Decisionali

In questi casi di studio, le decisioni non sono mai state prese alla leggera. Ogni coppia ha considerato vari fattori:

- **Valutazione Medica**: Comprendere i propri limiti medici e le possibilità di successo di ogni trattamento.

- **Supporto Psicologico**: Gestire l'impatto emotivo delle decisioni, soprattutto quando si considerano opzioni come la donazione di gameti o la surrogazione.

- **Considerazioni Etiche e Legali**: Assicurarsi che tutte le azioni siano conformi alle leggi vigenti e agli standard etici, specialmente in scenari complessi come la surrogazione o l'uso di PGD.

Conclusione Parziale

Ogni caso di studio non solo fornisce una visione profonda delle sfide personali attraversate dalle coppie, ma offre anche speranza e direzione per coloro che si trovano in situazioni simili. Questi esempi concreti dimostrano che, nonostante le difficoltà, ci sono molteplici percorsi verso la genitorialità, con l'ausilio di tecnologie avanzate e supporto multidisciplinare.

Proseguendo, analizzeremo altri scenari che potrebbero presentarsi nel percorso di trattamento, offrendo un quadro ancora più ampio delle opzioni di procreazione medicalmente assistita. Questo approccio non solo arricchisce la comprensione ma anche prepara le coppie a prendere decisioni più informate, considerando sia le sfide mediche sia quelle emotive e etiche.

Capitolo 4: Aspetti Fisici e Salute durante la PMA

Nel percorso della procreazione medicalmente assistita, il monitoraggio della salute fisica prima e durante il trattamento è cruciale per massimizzare le probabilità di successo e minimizzare i rischi associati. Una valutazione accurata e sistematica consente ai professionisti della salute di personalizzare il trattamento in base alle condizioni specifiche di ciascun individuo, garantendo al contempo il benessere dei futuri genitori.

Importanza del Monitoraggio Pre-Trattamento

Prima di intraprendere qualsiasi forma di trattamento per la fertilità, è essenziale condurre un esame fisico dettagliato. Questo include una serie di test diagnostici come analisi del sangue, esami ormonali, ecografie pelviche e, se necessario, specifiche valutazioni per condizioni preesistenti che potrebbero influenzare l'esito della gravidanza. Per esempio, in presenza di sindrome dell'ovaio policistico (PCOS) o di endometriosi, la strategia di trattamento potrebbe necessitare di adattamenti per affrontare queste complicanze.

Monitoraggio Durante il Trattamento

Una volta iniziato il trattamento, il monitoraggio si intensifica. Durante la fase di stimolazione ovarica, frequenti controlli ecografici e test ormonali sono fondamentali per valutare la risposta ovarica ai farmaci stimolanti. Questo consente di regolare la dosaggio dei farmaci e di prevenire complicanze come la sindrome da iperstimolazione ovarica (OHSS), che può essere pericolosa se non gestita adeguatamente.

Il Ruolo dei Marcatori Biologici

L'uso di marcatori biologici durante il trattamento fornisce indicazioni vitali sulla salute della paziente e sullo sviluppo follicolare. Ad esempio, i livelli di estradiolo sono attentamente monitorati per assicurare che la crescita dei follicoli proceda secondo i parametri desiderati. Una comunicazione aperta tra il medico e la paziente è essenziale per comprendere il significato di questi marcatori e le loro implicazioni sul trattamento in corso.

Implicazioni Psicologiche del Monitoraggio

Oltre agli aspetti fisici, il monitoraggio regolare ha un impatto significativo anche sul benessere psicologico. Conoscere in dettaglio le fasi del trattamento e essere consapevoli dei progressi può ridurre l'ansia e aiutare le coppie a sentirsi più coinvolte e meno impotenti nel processo.

Case Studies: Monitoraggio Riuscito

Esamineremo brevemente alcuni casi in cui un efficace monitoraggio della salute fisica ha avuto un impatto determinante sull'esito del trattamento:

- **Caso A**: Una coppia affronta il problema dell'insufficiente risposta ovarica e, attraverso un monitoraggio attento, si adatta il protocollo di stimolazione, portando a una raccolta di ovuli di successo.

- **Caso B**: Un paziente con rischio di OHSS viene attentamente monitorato con dosaggi farmacologici personalizzati, evitando l'ospedalizzazione e procedendo con il trasferimento di embrioni congelati in un ciclo successivo, minimizzando i rischi.

Attraverso il monitoraggio meticoloso, possiamo non solo migliorare le probabilità di successo dei trattamenti di fecondazione assistita, ma anche proteggere la salute fisica e mentale dei pazienti coinvolti. La tecnologia e la medicina personalizzata giocano ruoli cruciali in questo processo, evidenziando l'importanza di un approccio olistico nella gestione della fertilità.

La **nutrizione** gioca un ruolo cruciale nel supportare i trattamenti di fecondazione assistita, influenzando non solo la salute riproduttiva ma anche l'outcome delle procedure. Un regime alimentare ottimale può migliorare significativamente le probabilità di successo, contribuendo a regolare gli ormoni, a ridurre l'infiammazione e a supportare una migliore qualità degli ovuli e degli spermatozoi.

Elementi chiave della Nutrizione in PMA

La dieta di chi si sottopone a trattamenti di fecondazione assistita dovrebbe concentrarsi su alcuni nutrienti essenziali che supportano la fertilità:

1. **Acidi Grassi Omega-3:** Fondamentali per la salute cellulare, gli omega-3 possono migliorare la fluidità delle membrane cellulari, influenzando positivamente la qualità degli ovuli e degli spermatozoi.

2. **Antiossidanti:** Vitamine C ed E, selenio e zinco aiutano a proteggere le cellule dagli stress ossidativi, che possono danneggiare sia gli ovuli che gli spermatozoi.

3. **Ferro:** Un'adeguata assunzione di ferro è collegata a una migliore ovulazione. È importante monitorare i livelli per evitare sia la carenza sia l'eccesso.

4. **Acido Folico:** Essenziale per prevenire difetti del tubo neurale nel bambino, l'acido folico è anche associato a una migliore qualità dell'ovulo e dello sperma.

Dieta e Stile di Vita

Non solo gli alimenti, ma anche le abitudini alimentari e lo stile di vita giocano un ruolo fondamentale:

- **Equilibrio Glicemico:** Mantenere stabili i livelli di zucchero nel sangue attraverso una dieta a basso indice glicemico può aiutare a gestire condizioni come la sindrome dell'ovaio policistico (PCOS), che è una causa comune di infertilità femminile.

- **Peso Corporeo:** Un peso salutare supporta la regolarità del ciclo mestruale e ottimizza i risultati della fecondazione assistita. È essenziale evitare sia il sovrappeso sia il sottopeso, entrambi associati a diminuite probabilità di successo nella PMA.

Casi di Studio: Impatto della Nutrizione

Consideriamo il caso di Laura, una donna di 33 anni con una diagnosi di PCOS, la cui nutrizione è stata radicalmente rivista per supportare il suo percorso di PMA. Attraverso un'alimentazione ricca di cibi integrali, povera di zuccheri raffinati e arricchita di grassi sani e proteine magre, Laura ha notato un miglioramento significativo nella regolarità del suo ciclo mestruale e nella risposta alla stimolazione ovarica.

Un altro esempio è Marco, il cui spermiogramma mostrava parametri subottimali. Introducendo più fonti di antiossidanti nella sua dieta, Marco ha visto miglioramenti nella morfologia e nella motilità degli spermatozoi, fattori chiave per il successo della fecondazione in vitro.

La nutrizione è una colonna portante del trattamento di fecondazione assistita. Un approccio alimentare ben bilanciato non solo supporta la funzione riproduttiva, ma migliora anche l'energia e il benessere generale, elementi fondamentali per affrontare emotivamente e fisicamente il percorso della PMA.

Gestione degli effetti collaterali e delle complicanze

La gestione degli effetti collaterali e delle complicanze legate ai trattamenti di fecondazione assistita è un aspetto fondamentale per garantire non solo il successo del trattamento stesso, ma anche il benessere complessivo del paziente. La comprensione e il trattamento tempestivo di questi potenziali inconvenienti possono ridurre significativamente il disagio fisico e psicologico delle coppie in trattamento.

Identificazione e Gestione degli Effetti Collaterali Comuni

Durante la PMA, i pazienti possono sperimentare una varietà di effetti collaterali legati principalmente alla somministrazione ormonale, tra cui:

- **Gonfiore e Dolore Addominale:** Comuni durante la stimolazione ovarica, possono essere gestiti con una dieta povera di sale e ricca di liquidi, oltre all'uso moderato di analgesici prescritti.

- **Variazioni dell'Umore:** Le fluttuazioni ormonali possono influenzare l'umore. Supporto psicologico e tecniche di gestione dello stress, come la mindfulness e la meditazione, possono essere di aiuto.

- **Sindrome da Iperstimolazione Ovarica (OHSS):** Una condizione potenzialmente grave che necessita di monitoraggio attento. La prevenzione attraverso protocolli di stimolazione personalizzati e l'intervento precoce sono essenziali per gestire e mitigare i rischi.

Complicanze Potenziali

Alcune complicanze sono più serie e richiedono un'attenzione immediata:

- **Complicazioni durante il prelievo degli ovociti:** Sebbene rare, le infezioni o le lesioni agli organi circostanti possono verificarsi e devono essere trattate prontamente.

- **Gravidanza Ectopica:** Il monitoraggio precoce delle gravidanze risultanti dalla PMA è vitale per identificare e gestire le gravidanze ectopiche.

- **Effetti a Lungo Termine:** Studi continui sono essenziali per comprendere l'impatto a lungo termine dei trattamenti di fertilità sulla salute, inclusi rischi aumentati di alcuni tipi di cancro o complicanze ostetriche.

Interventi Proattivi e Preventivi

L'adozione di strategie proattive può ridurre significativamente la frequenza e la gravità degli effetti collaterali:

- **Regimi di Stimolazione Personalizzati:** Adattare il protocollo di stimolazione alle specifiche esigenze del paziente può prevenire complicazioni come l'OHSS.

- **Supporto Nutrizionale e Fisico:** Un programma di nutrizione e esercizio fisico personalizzato può migliorare i risultati del trattamento e minimizzare gli effetti collaterali.

- **Counseling e Supporto Emotivo:** Un sostegno psicologico costante è fondamentale per aiutare le coppie a gestire lo stress emotivo associato ai trattamenti di fertilità.

Affrontare attivamente gli effetti collaterali e le complicanze della PMA richiede un approccio olistico che consideri la salute fisica, emotiva e psicologica dei pazienti. Attraverso un monitoraggio accurato e interventi personalizzati, è possibile non solo migliorare le probabilità di successo dei trattamenti, ma anche proteggere e promuovere la salute generale dei pazienti durante il loro percorso di fecondazione assistita.

L'importanza dell'**attività fisica** e del **riposo** durante i trattamenti di Procreazione Medicalmente Assistita è un argomento che merita un'analisi approfondita, in quanto entrambi gli aspetti giocano ruoli cruciali nel migliorare non solo le probabilità di successo dei trattamenti, ma anche il benessere generale dei pazienti.

L'Equilibrio tra Attività Fisica e Riposo

Durante la PMA, il corpo subisce notevoli stress fisici e psicologici. L'attività fisica, quando moderata e adeguata alla condizione del paziente, può offrire numerosi benefici, tra cui il miglioramento della circolazione sanguigna, la riduzione dello stress e l'aumento dell'energia generale. Tuttavia, è fondamentale che ogni attività venga bilanciata con periodi adeguati di riposo per garantire che il corpo non sia sovraccaricato.

- **Attività Consigliate:** Camminate leggere, yoga dolce e stretching possono essere particolarmente benefiche. Queste attività non solo aiutano a mantenere il fisico in forma ma contribuiscono anche a gestire l'ansia e il stress.

- **Importanza del Riposo:** Il riposo adeguato è essenziale per permettere al corpo di recuperare e ristabilire l'equilibrio ormonale, particolarmente sollecitato durante i trattamenti. Un sonno di qualità contribuisce a ottimizzare la risposta del corpo alle terapie.

Monitoraggio e Personalizzazione del Regime Fisico

Ogni paziente ha esigenze uniche, e pertanto è vitale che il programma di attività fisica e riposo sia personalizzato:

- **Valutazioni Regolari:** Consulti regolari con un fisioterapista o un esperto di medicina dello sport possono garantire che il programma di esercizio sia adatto alle condizioni attuali del paziente.

- **Adeguamento dei Carichi di Lavoro:** Il carico di lavoro e l'intensità degli esercizi possono necessitare di aggiustamenti in base alle fasi del trattamento, per esempio, riducendoli durante la stimolazione ovarica o dopo il trasferimento degli embrioni.

Strategie di Integrazione tra Attività e Riposo

Incorporare l'attività fisica nella routine quotidiana in modo equilibrato richiede una strategia che consideri i seguenti aspetti:

- **Pianificazione del Riposo:** Programmare periodi di riposo prima e dopo l'attività fisica può migliorare la tolleranza allo sforzo e la recuperabilità.

- **Tecniche di Rilassamento:** Tecniche come la meditazione guidata o il training autogeno possono essere integrate nel programma per potenziare gli effetti rilassanti del riposo.

L'adozione di un regime equilibrato di attività fisica e riposo non solo supporta l'efficacia dei trattamenti di PMA ma promuove anche una migliore qualità di vita durante un periodo che può essere emotivamente e fisicamente impegnativo. Nel proseguire, sarà essenziale discutere come implementare questi regimi nella pratica quotidiana, assicurando che i pazienti ricevano il massimo supporto possibile per affrontare il loro percorso verso la genitorialità.

Questi approcci, se ben gestiti, possono divenire fondamentali per un percorso di PMA sostenibile e di successo, sottolineando la necessità di un'assistenza personalizzata e attenta ai bisogni di ciascun individuo.

Il benessere fisico durante i trattamenti di Procreazione Medica Assistita (PMA) è di fondamentale importanza, e una **checklist** dettagliata può servire come guida essenziale per i pazienti per monitorare la loro salute. Questa lista di controllo non solo aiuta a mantenere il focus su aspetti critici della salute, ma offre anche una struttura di supporto per affrontare un periodo che può essere stressante sia fisicamente sia emotivamente.

Checklist per la Salute e il Benessere Fisico Durante la PMA

1. **Monitoraggio Ormonale:**

   o **Frequenza:** Controllo settimanale durante il trattamento.

   o **Parametri Specifici:** Livelli di estrogeni, progesterone e altri ormoni rilevanti.

   o **Scopo:** Modificare la terapia in base alla risposta individuale.

2. **Esami del Sangue e Screenings:**

   o **Test Regolari:** Controlli del sangue per monitorare la funzionalità epatica e renale.

   o **Importanza:** Prevenire complicazioni durante il trattamento con farmaci per la fertilità.

3. **Nutrizione Adeguata:**

   o **Dieta Equilibrata:** Ricca di frutta, verdura, proteine magre e cereali integrali.

   o **Integrazione:** Considerare integratori di acido folico e vitamine del gruppo B, come raccomandato dal medico.

4. **Idratazione:**

   o **Quantità Giornaliera:** Almeno 8-10 bicchieri d'acqua al giorno.

   o **Benefici:** Mantenere una buona idratazione è essenziale per il benessere generale e per la salute delle cellule.

5. **Gestione dello Stress:**

   o **Tecniche Consigliate:** Yoga, meditazione o tecniche di respirazione profonda.

   o **Regolarità:** Pratica quotidiana per migliorare sia la salute fisica sia quella mentale.

6. **Attività Fisica Moderata:**

   o **Tipo di Esercizio:** Camminate leggere o yoga dolce.

   o **Frequenza:** Almeno 30 minuti al giorno, più giorni alla settimana.

7. **Monitoraggio del Peso:**

   o **Regolarità:** Controllo settimanale per prevenire fluttuazioni significative.

- o **Obiettivo:** Mantenere un peso corporeo sano per ottimizzare i risultati del trattamento.

8. **Qualità del Sonno:**

   - o **Ore Consigliate:** 7-8 ore per notte.

   - o **Ambiente:** Assicurarsi che la camera da letto sia tranquilla, buia e confortevole.

9. **Supporto Emotivo:**

   - o **Consulenze:** Incontri regolari con un consulente o supporto di gruppo.

   - o **Benefici:** Affrontare le sfide emotive legate ai trattamenti di fertilità.

10. **Follow-Up Medico:**

    - o **Appuntamenti Regolari:** Visitare il medico di riferimento per il trattamento della fertilità.

    - o **Scopo:** Assicurare che ogni aspetto del trattamento sia adeguatamente monitorato e gestito.

Implementare questa checklist richiede una collaborazione stretta tra il paziente e la squadra di cura. Ogni punto deve essere personalizzato in base alle specifiche esigenze mediche e alle condizioni personali del paziente, garantendo così non solo il mantenimento della salute fisica ma anche il supporto psicologico necessario durante il percorso di PMA. L'utilizzo di una tale struttura organizzata assicura che tutti gli aspetti critici della salute siano controllati e gestiti proattivamente, potenziando così le possibilità di successo del trattamento e migliorando l'esperienza complessiva del paziente.

Capitolo 5: Implicazioni Emotive e Normative della Fecondazione Assistita: Un Approccio Olistico

La fecondazione assistita non è solo un percorso medico, ma anche un viaggio carico di intense emozioni. Gli individui e le coppie che si avventurano in questo cammino spesso sperimentano un'ampia gamma di sentimenti, che vanno dall'ansia e la speranza fino alla paura e all'incertezza. È essenziale riconoscere e affrontare questi aspetti emotivi per garantire un supporto adeguato e migliorare le probabilità di successo del trattamento.

Conoscenza e Consapevolezza Emotiva

Prima di intraprendere qualsiasi trattamento di fecondazione assistita, è cruciale per i futuri genitori acquisire una completa comprensione degli impatti emotivi associati. Le cliniche di fertilità spesso offrono sessioni di consulenza pre-trattamento per discutere non solo gli aspetti medici ma anche le implicazioni psicologiche. Queste sessioni aiutano a stabilire un terreno realistico su cui costruire aspettative e a gestire le emozioni che emergono durante il processo.

Supporto Emotivo Strutturato

La disponibilità di un supporto psicologico strutturato gioca un ruolo critico nel percorso di fecondazione assistita. Psicologi e consulenti specializzati nel campo della fertilità possono offrire strumenti adeguati ad aiutare le persone a navigare il mare mosso delle emozioni. Questo supporto può includere terapia individuale, di coppia o di gruppo, fornendo uno spazio sicuro per esprimere e elaborare sentimenti.

Impatto delle Emozioni sul Successo del Trattamento

Studi recenti suggeriscono che lo stato emotivo può influenzare direttamente l'esito delle tecniche di fecondazione assistita. Stress e ansia possono alterare i livelli ormonali, influenzando la risposta ovarica e l'impianto dell'embrione. Programmi di riduzione dello stress, come la meditazione, lo yoga e tecniche di rilassamento, sono raccomandati per migliorare non solo il benessere emotivo ma anche le probabilità di successo.

Creazione di una Rete di Supporto

L'importanza di una solida rete di supporto non può essere sottovalutata. Il coinvolgimento di amici, familiari e gruppi di supporto specializzati offre ulteriore conforto e comprensione lungo il percorso. La condivisione di esperienze con altri che stanno affrontando sfide simili può alleviare il senso di isolamento e arricchire la resilienza emotiva.

Educazione Continua e Risorse

Infine, l'accesso a risorse educative aggiornate e affidabili può aiutare a demistificare molti aspetti della fecondazione assistita, riducendo ansia e stress. Cliniche e associazioni spesso forniscono materiale informativo, workshop e seminari per educare e sostenere i pazienti nel loro percorso.

Attraverso la comprensione e l'approccio ai molteplici aspetti emotivi della fecondazione assistita, è possibile non solo migliorare l'esperienza complessiva ma anche incrementare le probabilità di avere un esito positivo. La salute emotiva è tanto importante quanto quella fisica in questo viaggio delicato e profondamente personale verso la genitorialità.

In un'era di rapido sviluppo tecnologico, le innovazioni nel campo della salute mentale offrono nuove frontiere per il supporto emotivo dei pazienti sottoposti a trattamenti di procreazione medicalmente assistita. Questo segmento del capitolo esplora come le ultime tecnologie stanno trasformando l'approccio al benessere psicologico delle coppie.

Piattaforme di Teleterapia Personalizzate

Le piattaforme di teleterapia personalizzate rappresentano un'avanzata soluzione per fornire supporto psicologico remoto e su misura. Attraverso l'uso di intelligenza artificiale, queste piattaforme possono adattare le sessioni terapeutiche alle specifiche esigenze emotive dei pazienti, monitorando i loro stati d'animo e progressi in tempo reale e adattando le tecniche di intervento di conseguenza.

Real-Time Emotional Analytics

Utilizzando dispositivi indossabili che monitorano segnali biometrici, i terapeuti possono ora avere accesso a dati in tempo reale riguardanti lo stato emotivo dei loro pazienti. Questo permette un intervento immediato e personalizzato durante momenti di alta ansia o stress, offrendo strategie basate sui dati per calmare e rassicurare i pazienti quando ne hanno più bisogno.

App di Realtà Aumentata per la Gestione dello Stress

Le applicazioni di realtà aumentata che simulano ambienti calmanti o scenari di distrazione possono essere utilizzate per aiutare i pazienti a gestire momenti di stress acuto. Queste tecnologie offrono un rifugio virtuale da tensioni immediatamente accessibile tramite smartphone o dispositivi indossabili.

Robotica Emotiva

L'impiego di robot progettati per fornire supporto emotivo attraverso interazioni basate sull'intelligenza artificiale è una frontiera emergente. Questi robot possono offrire compagnia, comfort, e supporto emotivo, imitando comportamenti umani compassionevoli e fornendo risposte empatiche personalizzate alle esigenze dell'utente.

Sistemi di Supporto Predittivo

Grazie all'analisi predittiva, sistemi avanzati possono identificare segni precoci di stress o depressione nei pazienti, permettendo ai professionisti di intervenire prima che questi stati emotivi si intensifichino. Questo approccio proattivo alla gestione della salute mentale rappresenta un salto qualitativo nella prevenzione delle complicanze psicologiche legate alla PMA.

Questi nuovi strumenti tecnologici non solo migliorano l'accesso e la personalizzazione del supporto psicologico ma possono anche ridurre significativamente il carico emotivo associato ai trattamenti di fecondazione assistita, migliorando così le probabilità di successo e l'esperienza complessiva dei pazienti.

Supporto Dinamico: Il Ruolo Vitale di Partner, Famiglia e Amici

In un percorso di procreazione medicalmente assistita (PMA), il sostegno emotivo fornito da partner, famiglia e amici assume un ruolo critico e dinamico, influenzando significativamente il benessere psicologico e la resilienza emotiva dei pazienti. Questo segmento esplora come queste reti di supporto possono essere mobilizzate in modi innovativi per ottimizzare l'esperienza complessiva e l'esito del trattamento.

Supporto Personalizzato del Partner

Il ruolo del partner non è solo quello di co-partecipante al trattamento, ma anche di principale pilastro emotivo. La personalizzazione del supporto, basata sulle esigenze specifiche e sui desideri di ciascun individuo, può variare da attività quotidiane condivise che alleviano lo stress a partecipare attivamente alle decisioni mediche. La creazione di momenti di connessione e comprensione reciproca aiuta a rafforzare il legame di coppia e a gestire le pressioni emotive del percorso di PMA.

Ruolo Amplificato della Famiglia Allargata

La famiglia allargata può giocare un ruolo essenziale offrendo non solo supporto emotivo ma anche pratico. L'inclusione dei familiari nel percorso può variare dal fornire assistenza logistica, come accompagnare alle visite mediche, a offrire un ascolto empatico durante i momenti di incertezza o frustrazione. La chiarezza nella comunicazione sul tipo di supporto desiderato è fondamentale per mantenere i confini e rispettare la privacy della coppia.

Rete di Supporto degli Amici

Gli amici rappresentano una rete di supporto informale che può offrire distrazioni benvenute e un senso di normalità al di fuori dell'ambiente medico. Organizzare incontri sociali leggeri o attività ricreative può aiutare a ridurre lo stress e a promuovere un senso di appartenenza e comprensione, essenziali per il sostegno morale.

Supporto Comunitario e Gruppi di Sostegno

L'adesione a gruppi di sostegno, sia in presenza che online, permette agli individui di connettersi con altri che vivono situazioni simili. Queste comunità offrono una piattaforma per condividere esperienze, strategie di coping e ricevere incoraggiamento, ampliando così la rete di supporto oltre il circolo intimo di familiari e amici.

Sviluppo di Piani di Supporto Personalizzati

Infine, la creazione di un piano di supporto personalizzato, che coinvolga attivamente partner, famiglia e amici, può essere cruciale. Tale piano dovrebbe includere strategie specifiche su come e quando questi supporti possono essere più efficaci, bilanciando il bisogno di autonomia con quello di compagnia e aiuto, garantendo che ogni fase del trattamento sia affrontata con il massimo supporto emotivo.

L'importanza della figura dello Psicologo

La figura dello psicologo nei centri di procreazione medicalmente assistita rappresenta un punto di riferimento fondamentale. Attraverso sessioni regolari, lo psicologo offre un supporto personalizzato, aiutando a gestire l'ansia, il senso di isolamento o frustrazione che può accompagnare tali trattamenti. Questo sostegno si estende a creare un ambiente in cui partner, familiari e amici sono coinvolti attivamente, fornendo loro gli strumenti per offrire un supporto efficace e sensibile. Inoltre, lo psicologo può facilitare gruppi di supporto o workshop, dove le coppie possono incontrare e condividere esperienze con altri nella stessa situazione, promuovendo una rete di supporto estesa e solidale.

Attraverso l'esplorazione di questi aspetti, è possibile rafforzare e ottimizzare il sostegno emotivo che partner, famiglia e amici possono offrire, rendendolo un pilastro fondamentale nel percorso di fecondazione assistita, contribuendo non solo a migliorare le probabilità di successo del trattamento ma anche a preservare la salute mentale e il benessere emotivo di chi intraprende questo viaggio.

Creazione di un Piano di Benessere Mentale Personalizzato

Valutazione Iniziale
<ul><li>**Obiettivi Personali:** Definire le aspettative e gli obiettivi personali.</li><li>**Stato Emotivo Attuale:** Valutazione dello stato emotivo attraverso questionari e colloqui.</li><li>**Supporto Disponibile:** Rilevazione delle reti di supporto esistenti (famiglia, amici, professionisti).</li></ul>
Identificazione delle Necessità
<ul><li>**Stress e Ansia:** Identificazione di trigger e livelli di stress.</li><li>**Supporto Emotivo:** Determinazione del bisogno di supporto emotivo continuativo.</li><li>**Risorse Utili:** Elenco di risorse disponibili (consulenze, gruppi di supporto, materiali informativi).</li></ul>
Sviluppo del Piano
<ul><li>**Tecniche di Rilassamento:** Addestramento a tecniche quali meditazione, mindfulness o yoga.</li><li>**Consulenza Regolare:** Incontri programmanti con lo psicologo o terapista.</li><li>**Attività Stimolanti:** Inclusione di attività che promuovono benessere mentale e fisico.</li></ul>

Implementazione

- **Calendarizzazione**: Definizione di un calendario di attività e incontri.
- **Supporto Attivo**: Coinvolgimento di partner, familiari e amici nel processo.
- **Monitoraggio**: Aggiornamenti regolari e feedback su progressi e difficoltà.

Revisione e Adattamento

- **Valutazioni Periodiche**: Controlli regolari sull'efficacia del piano.
- **Modifiche**: Apportare modifiche al piano in base ai feedback e alle esigenze emergenti.
- **Supporto Continuativo**: Assicurare la disponibilità di supporto professionale.

Questo schema è stato progettato per essere chiaro e visivamente attraente, con una struttura logica che facilita la comprensione e l'applicazione del piano di benessere mentale.

Etica e Legge: Navigare tra Diritti e Responsabilità Emotive

In questo contesto, le questioni legali ed etiche giocano un ruolo cruciale nel modellare l'esperienza emotiva dei partecipanti. Questa sezione esplora come le normative influenzano direttamente il benessere psicologico dei pazienti e suggerisce modi per gestire le sfide emotive che emergono da queste dinamiche.

Consenso Informato e Autonomia del Paziente

La pratica del consenso informato non solo soddisfa un requisito legale ma serve anche come strumento per rafforzare l'autonomia del paziente, contribuendo significativamente alla sua tranquillità. L'elaborazione dettagliata di cosa aspettarsi dal trattamento, inclusi potenziali rischi ed esiti, può ridurre ansia e incertezza, stabilendo una base solida per il benessere emotivo.

Impatto delle Leggi sulla Privacy e sulla Divulgazione

La gestione della privacy e della divulgazione delle informazioni mediche può influenzare profondamente l'esperienza emotiva dei pazienti. Le leggi che proteggono questi dati contribuiscono a un senso di sicurezza e fiducia, che è fondamentale per il supporto psicologico durante trattamenti così personali e intimi.

Dispute Legali e Impatto Emotivo

Le complicazioni legali, come quelle relative ai diritti di genitorialità o alle dispute su embrioni congelati, possono causare stress significativo. La comprensione di queste questioni e l'accesso a consulenza legale specializzata sono essenziali per aiutare i pazienti a navigare questi scenari stressanti, riducendo l'impatto emotivo negativo.

Etica della Donazione di Gameti e Embrioni

Le decisioni etiche riguardanti la donazione di gameti o embrioni possono evocare questioni emotive complesse. Discussione aperta e supporto psicologico sono cruciali per i donatori e i riceventi, per aiutarli a elaborare sentimenti come colpa, perdita o gratitudine in modi che rispettano la loro integrità emotiva e personale.

Normative Internazionali e Differenze Culturali

Il confronto tra diverse normative internazionali può esporre coppie e individui a un quadro etico e legale variegato che influisce sul loro percorso emotivo. Offrire un supporto adeguato significa anche prepararli a navigare queste differenze, garantendo che le decisioni siano prese con piena consapevolezza delle loro implicazioni legali ed emotive.

L'interazione tra legge, etica e emozioni in PMA richiede un approccio informato e compassionevole, che riconosca le complesse reti di influenze legali ed emotive e fornisca strumenti adeguati al loro gestione. Questa comprensione aiuta a costruire un ambiente di supporto che promuove non solo il successo clinico ma anche il benessere emotivo e legale di tutti i partecipanti.

Capitolo 6: Nutrizione e Stili di Vita per la Fertilità

L'importanza di una dieta equilibrata è ben nota, ma nel contesto della fecondazione assistita, essa assume un ruolo ancor più cruciale. Alimenti specifici possono infatti influenzare direttamente la fertilità, migliorando la qualità degli ovociti e degli spermatozoi, e ottimizzando le condizioni generali del corpo per la gravidanza.

Equilibrio Nutrizionale: Un principio fondamentale è il bilanciamento tra carboidrati, proteine e grassi. Una dieta fertile enfatizza un'integrazione equilibrata di questi macronutrienti, assicurando che ciascuno sia presente nelle giuste proporzioni per supportare le funzioni ormonali e riproduttive.

1. **Carboidrati Complessi**: Preferire cereali integrali, legumi e verdure a foglia verde. Questi alimenti aiutano a stabilizzare i livelli di zucchero nel sangue e a promuovere un ambiente ormonale equilibrato.

2. **Proteine di Alta Qualità**: Includere fonti sia animali che vegetali di proteine, come carni magre, pesce, legumi e tofu. Le proteine sono essenziali per la salute degli ovuli e degli spermatozoi.

3. **Grassi Buoni**: Concentrarsi su fonti di grassi insaturi, come l'olio d'oliva, i semi e i frutti di mare, particolarmente ricchi di Omega-3, noti per migliorare la fluidità delle membrane cellulari e favorire lo sviluppo follicolare.

Vitamine e Minerali: Elementi come il ferro, lo zinco, il calcio e le vitamine B, D ed E sono vitali. Questi nutrienti sono coinvolti in numerosi processi biologici che possono influenzare la fertilità.

- **Ferro**: Presente nella carne rossa e nei legumi, è fondamentale per prevenire l'anemia e incrementare la vitalità generale.

- **Zinco**: Trovato in abbondanza nelle carni magre, nei frutti di mare e nei semi di zucca, è essenziale per la regolazione degli ormoni sessuali.

- **Calcio**: Necessario per il mantenimento di un buon ambiente uterino, si trova nel latte e nei suoi derivati, nonché nelle verdure a foglia verde.

- **Vitamina D**: Cruciale per l'assorbimento del calcio e disponibile tramite esposizione solare o alimenti fortificati, supporta la funzione immunitaria e ormonale.

- **Vitamine del gruppo B**: Particolarmente le vitamine B6 e B12, che si trovano nel pollo, nel pesce e nei cereali integrali, sono importanti per la regolazione degli ormoni.

Antiossidanti: Consumare una varietà di frutti e verdure colorate per garantire un apporto adeguato di antiossidanti, come il beta-carotene e la vitamina C, che proteggono le cellule dallo stress ossidativo e migliorano la qualità degli ovociti e degli spermatozoi.

Implementare questi principi non solo migliora le possibilità di concepimento, ma promuove anche una migliore salute generale, rendendo il corpo più preparato per la gravidanza e oltre. Le modifiche dietetiche, se affiancate da un supporto medico qualificato, possono trasformarsi in un potente strumento a supporto della fecondazione assistita, creando le condizioni ottimali per il successo del trattamento.

L'integrazione di supplementi e vitamine è spesso raccomandata come parte integrante di un regime alimentare equilibrato, specialmente nel contesto della fecondazione assistita, dove il fine ultimo è massimizzare la fertilità. Tuttavia, è essenziale che tali integrazioni siano gestite con attenzione e basate su consulenze mediche per evitare sovradosaggi o interazioni negative.

1. Acido folico: È universalmente riconosciuto per il suo ruolo cruciale nel prevenire difetti del tubo neurale nei neonati. È raccomandato che le donne inizino ad assumere acido folico almeno un mese prima del concepimento e continuino durante il primo trimestre di gravidanza.

2. Omega-3 acidi grassi: Fondamentali per il sviluppo neurologico del bambino e utili anche per migliorare la qualità del seme negli uomini. Gli acidi grassi Omega-3, in particolare DHA ed EPA, si trovano in alta concentrazione nei pesci grassi e possono essere integrati anche attraverso capsule.

3. Coenzima Q10: Ha mostrato promesse nel migliorare la qualità degli ovociti nelle donne, specialmente quelle di età avanzata. Il CoQ10 aiuta a proteggere le cellule dall'ossidazione e migliora l'energia cellulare.

4. Vitamina D: Studi recenti suggeriscono un legame tra i livelli di vitamina D e la fertilità sia maschile che femminile. Un adeguato apporto di vitamina D può migliorare i livelli di ormoni sessuali e la qualità degli ovociti.

5. Zinco: È essenziale per la regolazione di numerosi processi ormonali e può migliorare la fertilità sia negli uomini che nelle
donne. Lo zinco contribuisce anche alla salute del sistema immu-
nitario, importante durante il tentativo di concepimento.

6. Vitamina E: Conosciuta per le sue proprietà antiossidanti, la vitamina E può aiutare a proteggere gli ovociti dall'ossidazione, un
fattore importante per le donne che si avvicinano alla mezza età.

7. Selenio: Questo minerale traccia contribuisce alla qualità dello
sperma e alla motilità.

È fondamentale che la scelta di supplementi avvenga in coordina-
zione con un medico o un nutrizionista, per garantire che ogni individuo riceva ciò di cui ha bisogno senza incorrere in effetti collaterali negativi. Inoltre, la combinazione di questi supplementi con
una dieta ben bilanciata fornisce il miglior supporto possibile per
la salute riproduttiva.

Mentre i supplementi possono svolgere un ruolo significativo nel
supporto alla fertilità, dovrebbero essere considerati come parte
di un approccio olistico alla salute riproduttiva, che include dieta,
esercizio fisico e gestione dello stress. Questo assicura non solo
una migliore probabilità di concepimento ma anche una base solida per la salute generale futura del genitore e del bambino.

L'importanza di un ambiente sano non può essere sottolineata ab-
bastanza, soprattutto quando si considera il percorso verso la fecondazione assistita. Le noxae e le tossine ambientali presentano
una minaccia significativa non solo per la salute generale, ma

anche per la fertilità. Pertanto, comprendere e mitigare l'esposizione a questi fattori nocivi è cruciale per le coppie che cercano di concepire.

1. **Identificazione delle principali fonti di tossine ambientali**: Molti non sono consapevoli delle numerose fonti di tossine che possono influenzare la fertilità. Questi includono pesticidi e erbicidi usati nell'agricoltura, sostanze chimiche trovate nei prodotti di pulizia domestica, e i disturbi causati da inquinanti industriali e urbani. È fondamentale educare le coppie su come riconoscere e ridurre l'esposizione a tali elementi pericolosi.

2. **Impatto delle sostanze chimiche sui sistemi riproduttivi**: Studi hanno dimostrato che certe sostanze chimiche, come il bisfenolo A (BPA), presenti in molti plastici e resine, possono avere effetti negativi sul sistema endocrino. Questo può alterare la produzione ormonale necessaria per la riproduzione sana sia negli uomini che nelle donne. La comprensione di queste interazioni aiuta le coppie a fare scelte informate sui prodotti che utilizzano quotidianamente.

3. **Consigli pratici per ridurre l'esposizione**: Una strategia può includere l'uso di filtri per l'acqua per eliminare contaminanti, scegliere alimenti biologici per evitare residui di pesticidi, e preferire prodotti per la casa e per la cura personale con ingredienti

naturali e non tossici. Anche semplici cambiamenti, come l'aerazione degli ambienti interni, possono ridurre significativamente l'esposizione a inquinanti volatili.

4. **Il ruolo dei professionisti della salute**: I medici e i nutrizionisti possono offrire consulenze personalizzate su come evitare specifici rischi ambientali. Una valutazione dettagliata dell'ambiente di vita e di lavoro di una coppia può portare a raccomandazioni su misura che migliorano la loro qualità di vita e aumentano le probabilità di una gravidanza sana.

5. **Studi e ricerca in corso**: È essenziale rimanere aggiornati con la ricerca più recente sull'impatto ambientale sulla fertilità. Condividere queste informazioni con le coppie può motivarle a diventare più proattive nella gestione della loro esposizione ambientale.

Il ruolo dell'**equilibrio ormonale** è fondamentale nella fertilità sia maschile che femminile. Mantenere un'armonia ormonale ottimale non è solo una questione di buona salute fisica, ma influisce direttamente sulla capacità di concepire. Questo sotto-capitolo esplorerà come le coppie possano sostenere e migliorare la loro salute ormonale attraverso metodi naturali, senza dipendere esclusivamente da interventi medici.

1. **Comprendere l'equilibrio ormonale**: Prima di tutto, è essenziale comprendere quali ormoni sono coinvolti nella

fertilità e come ciascuno di essi influisce sul sistema riproduttivo. Gli ormoni come l'estrogeno, il progesterone, il testosterone, l'FSH e l'LH giocano ruoli cruciali nel ciclo riproduttivo. Una panoramica dettagliata aiuterà le coppie a comprendere meglio le loro funzioni e l'importanza dell'equilibrio tra di loro.

2. **Dieta e nutrizione:** La nutrizione ha un impatto diretto sull'equilibrio ormonale. Alimenti ricchi di fitoestrogeni, come soia e semi di lino, possono aiutare a modulare i livelli di estrogeno, mentre cibi ricchi di zinco come semi di zucca e carne magra possono migliorare la qualità dello sperma aumentando la produzione di testosterone. La dieta dovrebbe anche includere grassi sani, come quelli trovati nell'olio d'oliva e nel salmone, che sono vitali per la produzione ormonale.

3. **Gestione dello stress:** Lo stress cronico può squilibrare drasticamente gli ormoni. Tecniche di riduzione dello stress come yoga, meditazione e mindfulness possono avere effetti significativi nel riportare equilibrio nel sistema endocrino. Questa sezione offrirà strategie pratiche per integrare queste pratiche nella vita quotidiana.

4. **Integratori naturali:** Alcuni integratori possono supportare l'equilibrio ormonale in modo naturale. Ad esempio, l'inulina, un tipo di fibra solubile, può aiutare a regolare l'insulina e i livelli di estrogeni, mentre il magnesio può migliorare la qualità del sonno e ridurre lo stress, due fattori importanti per la salute ormonale.

5. **Rilevanza dei ritmi circadiani:** Mantenere un regolare ciclo sonno-veglia aiuta a regolare il rilascio di ormoni come il cortisolo e la melatonina, che a loro volta influenzano la produzione di ormoni sessuali. Consigli pratici su come ottimizzare questi cicli arricchiranno questa sezione, fornendo ai lettori metodi per migliorare sia il sonno che l'equilibrio ormonale.

6. **Esercizio fisico:** L'esercizio regolare, specialmente quello di moderata intensità, può aiutare a regolare gli ormoni. Tuttavia, è cruciale non esagerare, poiché un eccesso di esercizio fisico può avere l'effetto opposto, soprattutto nelle donne, interferendo con i cicli mestruali.

Queste aree di focalizzazione non solo offriranno alle coppie consigli pratici su come possono naturalmente influenzare e migliorare la loro salute ormonale, ma anche spiegare il legame diretto tra uno stile di vita sano e la fertilità aumentata. Questa guida agirà come un ponte tra conoscenza teorica e applicazione pratica, permettendo alle coppie di prendere decisioni informate e proattive verso il concepimento.

La pianificazione di un regime alimentare quotidiano rappresenta un pilastro fondamentale per chiunque aspiri a migliorare la propria fertilità attraverso la nutrizione.

Fondamenti di una dieta equilibrata: È essenziale comprendere i macronutrienti e i micronutrienti chiave che dovrebbero formare la base di ogni pasto. Proteine, carboidrati complessi, grassi sani, vitamine e minerali devono essere bilanciati per garantire un'adeguata nutrizione. Si discuterà di come combinare alimenti per massimizzare l'assorbimento di nutrienti essenziali e mantenere i livelli ormonali equilibrati.

Esempi di menù giornaliero: Per aiutare le coppie a visualizzare come potrebbe apparire una giornata alimentare ideale, si propone un esempio di menù:

- **Colazione:** Yogurt greco con miele, mandorle e una porzione di bacche miste.

- **Spuntino:** Un frullato verde con spinaci, mela verde, cetriolo e un cucchiaio di semi di chia.

- **Pranzo:** Insalata di quinoa con pomodorini, cetrioli, avocado, semi di girasole e petto di pollo alla griglia.

- **Spuntino pomeridiano:** Bastoncini di carote e hummus.

- **Cena:** Salmone al forno con asparagi e patate dolci arrosto.

Alimenti da favorire e da evitare: Si specifica quali alimenti dovrebbero essere preferiti e quali limitati. Alimenti ricchi di antiossidanti, come bacche e verdure a foglia verde, e quelli ad alto contenuto di acidi grassi omega-3, come i pesci grassi, saranno promossi. Allo stesso tempo, si discuterà l'importanza di ridurre l'apporto di zuccheri raffinati, cibi ultra-processati e, in alcuni casi, di caffeina e alcool.

Integrazione responsabile: Anche se l'obiettivo è ottenere la maggior parte dei nutrienti dagli alimenti, alcuni supplementi possono essere necessari per garantire un apporto ottimale di specifici nutrienti critici come acido folico, ferro e vitamina D. Si esamineranno i criteri per scegliere supplementi di qualità e come integrarli senza eccedere.

Adattamenti personalizzati: Non esiste un'unica soluzione valida per tutti; quindi, si forniranno consigli su come adattare il regime alimentare alle esigenze individuali, tenendo conto di condizioni come la sindrome dell'ovaio policistico (PCOS) o l'endometriosi, che possono influenzare la fertilità.

Consigli pratici per la preparazione dei pasti: Per facilitare l'adozione di queste abitudini alimentari, si offriranno strategie pratiche per la pianificazione e la preparazione dei pasti, suggerimenti per fare la spesa in modo efficace e come rendere la cucina un'attività piacevole e rilassante, oltre che nutritiva.

L'obiettivo è di trasformare la dieta in un potente strumento a supporto della fertilità, fornendo le conoscenze e le competenze per fare scelte alimentari consapevoli ogni giorno. Con una guida chiara e pratiche applicabili, le coppie possono sentirsi capaci di influenzare positivamente la loro salute riproduttiva attraverso la nutrizione.

Capitolo 7: Preparazione al Trasferimento dell'Embrione e Post-Cura

<u>Il periodo del trasferimento: cosa aspettarsi</u>

Il periodo di trasferimento dell'embrione è un momento cruciale e carico di aspettative per ogni coppia che si avventura nel percorso della fecondazione assistita. Durante questa fase, è fondamentale avere una comprensione chiara di cosa aspettarsi, sia dal punto di vista medico che emotivo, per gestire al meglio l'esperienza e ottimizzare le probabilità di successo.

Preparazione al trasferimento: Prima del giorno del trasferimento, i medici lavorano per ottimizzare l'ambiente uterino e la qualità degli embrioni. Questo include la regolazione degli ormoni mediante farmaci specifici che preparano l'endometrio a ricevere l'embrione. Gli aspetti pratici, come la tempistica del trasferimento e la preparazione fisica, vengono gestiti con precise indicazioni mediche.

Il giorno del trasferimento: Questa procedura è delicata ma generalmente non dolorosa e si svolge in un ambiente clinico sotto stretta supervisione medica. La tecnica utilizzata mira a minimizzare lo stress sia per l'embrione sia per la madre. Durante il trasferimento, un catetere sottile trasporta l'embrione nell'utero, un momento che molti descrivono come carico di emozioni e speranza.

L'ottimizzazione delle condizioni uterine per favorire l'impianto è un passaggio fondamentale nel processo di trasferimento dell'embrione, spesso affrontato con una combinazione di strategie mediche e modifiche allo stile di vita. Questa fase richiede un'attenzione particolare alla qualità dell'endometrio, che deve essere ricettivo e ben preparato per accogliere l'embrione.

1. Preparazione endometriale medica: Gli specialisti possono prescrivere farmaci che favoriscono lo sviluppo di un endometrio di spessore ottimale e qualità. Gli estrogeni, spesso somministrati sotto forma di pillole, cerotti o gel, aiutano a costruire il rivestimento uterino, mentre il progesterone, introdotto dopo la stimolazione ovarica, lo rende più recettivo all'impianto dell'embrione.

2. Monitoraggio dell'endometrio: Le ecografie transvaginali sono utilizzate frequentemente per monitorare lo spessore e la qualità dell'endometrio durante il ciclo di trattamento. Questo permette di valutare la risposta ai farmaci e di adeguare il trattamento se necessario.

3. Nutrizione e stile di vita: Un'alimentazione ricca di cibi anti-infiammatori e nutrienti essenziali è cruciale. Alimenti come semi di lino, frutti di bosco, e verdure a foglia verde sono particolarmente benefici per migliorare la qualità dell'endometrio. Anche l'idratazione gioca un ruolo chiave, così come mantenere un livello di attività fisica moderato, evitando stress eccessivi e ambiente nocivi.

4. Supporto psicologico: La preparazione mentale e il supporto emotivo sono fondamentali per gestire lo stress associato a questo periodo. La consulenza o le sessioni di supporto psicologico possono essere integrate per aiutare le coppie a mantenere un approccio positivo e gestire l'ansia.

5. Integrazione naturale: Alcuni studi suggeriscono che integratori come la vitamina D, l'acido folico e l'olio di pesce possono supportare lo sviluppo di un endometrio sano. Tuttavia, è essenziale consultare il medico prima di iniziare qualsiasi regime di integratori.

Approccio multidisciplinare: La collaborazione tra ginecologi, nutrizionisti e psicologi è spesso raccomandata per un approccio olistico alla preparazione uterina, mirando a ottimizzare non solo l'ambiente fisico ma anche il benessere emotivo della paziente.

L'obiettivo di questi interventi è massimizzare le probabilità di successo dell'impianto, migliorando le condizioni dell'ambiente uterino attraverso un approccio personalizzato e basato su evidenze scientifiche. Con il giusto equilibrio di trattamento medico, supporto nutrizionale e psicologico, le coppie possono affrontare questa fase con maggiore fiducia e serenità.

Cosa aspettarsi dopo il trasferimento: Le ore e i giorni successivi al trasferimento sono di vitale importanza. Le coppie vengono consigliate a mantenere un livello moderato di attività — né troppo sedentario né eccessivamente attivo. È essenziale gestire lo stress e mantenere un approccio positivo, pur essendo preparati per qualsiasi esito.

Supporto emotivo e psicologico: La consulenza psicologica può essere una risorsa preziosa in questo periodo. I centri di fertilità spesso offrono servizi di supporto per aiutare le coppie a gestire l'ansia e il carico emotivo che può accompagnare il trasferimento dell'embrione.

Attesa e test di gravidanza: L'attesa del risultato del test di gravidanza può essere emotivamente carica. Durante questo periodo, è cruciale avere supporto, sia professionale che personale, per affrontare l'ansia e mantenere uno stile di vita equilibrato e salutare.

Attraverso la comprensione di questi passaggi, le coppie possono prepararsi meglio al viaggio emotivo e fisico del trasferimento dell'embrione, incrementando non solo le possibilità di successo ma anche il loro benessere complessivo durante il processo.

Cosa fare e cosa evitare dopo il trasferimento

Dopo il trasferimento dell'embrione, il periodo di attesa prima del test di gravidanza è spesso definito dai medici come la "fase due settimane", un tempo pieno di speranza, ansia e attesa per le coppie. È essenziale che durante questo periodo critico, le coppie siano ben informate sulle migliori pratiche da seguire e sugli errori da evitare per massimizzare le possibilità di successo. La guida seguente offre consigli pratici, basati sull'ultima ricerca e sulle linee guida cliniche, per navigare in questo periodo.

1. **Attività fisica moderata:** È consigliabile mantenere un livello di attività fisica leggero e non impegnativo. Esercizi come camminate leggere o yoga dolce possono aiutare a ridurre lo stress senza mettere a rischio il processo di impianto.

2. **Nutrizione equilibrata:** Continuare a seguire una dieta ricca di verdure, frutta, proteine magre e cereali integrali. È importante evitare alimenti non pastorizzati, eccessivamente lavorati o ricchi di mercurio, che potrebbero influenzare negativamente l'impianto e lo sviluppo embrionale.

3. **Gestione dello stress:** Tecniche di riduzione dello stress come la meditazione, la respirazione profonda o il counseling possono essere particolarmente utili. La gestione efficace dello stress è correlata a tassi più elevati di impianto e di successo delle gravidanze.

4. **Evitare bagni caldi e saune:** È consigliabile evitare esposizioni prolungate al calore, come bagni caldi o saune, che possono aumentare la temperatura corporea centrale, potenzialmente danneggiando l'embrione.

5. **Limitare la caffeina e evitare l'alcool:** Le linee guida suggeriscono di limitare l'assunzione di caffeina a meno di 200 mg al giorno (circa una tazza di caffè) e di evitare completamente l'alcool durante il periodo di attesa dopo il trasferimento dell'embrione.

6. **Continuare con i farmaci prescritti:** È vitale continuare l'assunzione di tutti i farmaci prescritti, come il progesterone e altri supporti ormonali, fino a quando non vengano dati diversi consigli dal medico curante.

Schema per la Gestione del Periodo Post-Trasferimento:

- **Attività:** Moderata (es. camminata leggera, yoga dolce)

- **Nutrizione:** Dieta equilibrata, evitare cibi a rischio

- **Stress:** Applicare tecniche di riduzione dello stress

- **Calore:** Evitare bagni caldi e saune

- **Sostanze:** Limitare la caffeina, evitare alcool

- **Farmaci:** Continuare i farmaci prescritti

Queste raccomandazioni sono progettate per offrire il migliore supporto possibile durante il delicato periodo di attesa post-trasferimento, aiutando le coppie a sentirsi più sicure e supportate nel loro viaggio verso la genitorialità.

Segni precoci di successo o di necessità di valutazione

Dopo il trasferimento dell'embrione, le coppie si trovano in un periodo cruciale pieno di aspettative e domande. Comprendere i segni precoci che possono indicare un successo o la necessità di ulteriori valutazioni mediche è fondamentale per gestire adeguatamente questo delicato intervallo. Ecco una guida dettagliata per aiutare le coppie a navigare attraverso questa fase, con informazioni basate sulle ultime ricerche e consigli clinici.

1. Segni Precoci di Successo

I primi segnali positivi post-trasferimento possono variare da persona a persona, ma alcuni comuni indicatori includono:

- **Sintomi simili alla sindrome premestruale (SPM):** Dolore al seno, stanchezza e leggeri crampi possono essere segni iniziali che l'embrione si sta impiantando.

- **Spotting leggero:** Conosciuto come "spotting da impianto", può verificarsi quando l'embrione si attacca alla parete uterina. Questo fenomeno è generalmente lieve e di breve durata.

- **Variazioni ormonali:** Cambiamenti ormonali precoci possono causare nausea o cambiamenti dell'umore simili a quelli osservati all'inizio della gravidanza.

2. Segnali di Allarme che Richiedono Valutazione

Non meno importanti sono i segnali che possono indicare la necessità di una consulenza medica immediata:

- **Dolore pelvico intenso:** Mentre leggeri crampi possono essere normali, un dolore acuto o persistente potrebbe essere segno di complicazioni come una gravidanza ectopica.

- **Sanguinamento abbondante:** Diverso dallo spotting, un sanguinamento pesante può richiedere un'attenzione medica urgente.

- **Sintomi di iperstimolazione ovarica:** Gonfiore, dolore addominale, nausea e vomito possono indicare una reazione eccessiva agli ormoni utilizzati per stimolare la produzione di ovuli.

Schema Informativo: Cosa Monitorare Dopo il Trasferimento

Segni e Sintomi	Descrizione	Azione Consigliata
Sintomi simili alla SPM	Dolore al seno, stanchezza, leggeri crampi	Monitorare, comuni nelle fasi iniziali
Spotting da impianto	Leggero sanguinamento, pochi giorni dopo il trasferimento	Generalmente non preoccupante, monitorare
Dolore pelvico intenso	Dolore acuto o continuo	Consultare immediatamente il medico
Sanguinamento abbondante	Flusso pesante, simile a un ciclo mestruale	Consultare immediatamente il medico
Sintomi di iperstimolazione	Gonfiore severo, dolore, nausea, aumento di peso	Consultare immediatamente il medico

È essenziale che ogni coppia segua le indicazioni del proprio team medico e non esiti a segnalare qualsiasi sintomo insolito. La comunicazione tempestiva con i professionisti sanitari è cruciale per gestire efficacemente il periodo post-trasferimento e per affrontare eventuali complicazioni con la dovuta prontezza.

Preparazione per il test di gravidanza e oltre

Dopo il trasferimento dell'embrione, le coppie vivono un momento di intensa attesa, spesso accompagnata da un misto di speranza e ansia. È essenziale prepararsi adeguatamente per il test di gravidanza, sia mentalmente che fisicamente, per affrontare il risultato con la massima serenità. Ecco alcune linee guida utili per navigare questo periodo critico.

La preparazione per il test di gravidanza inizia ben prima di effettuare il test stesso. È importante seguire alcune raccomandazioni mediche e adottare un approccio mentale positivo:

- **Monitoraggio dei Sintomi:** Tenere traccia di qualsiasi sintomo, per quanto lieve, può essere un utile indicatore di cambiamenti in corso. Tuttavia, è fondamentale non interpretare ogni minimo cambiamento fisico come un segno di gravidanza, per evitare di aumentare l'ansia.

- **Mantenimento di uno Stile di Vita Salutare:** Continuare a seguire un'alimentazione equilibrata, rimanere idratati e evitare l'alcool e il fumo sono tutti aspetti cruciali che possono influenzare l'esito del test.

- **Supporto Emotivo:** Le coppie dovrebbero considerare il supporto di un counselor o di un gruppo di supporto per gestire l'ansia durante l'attesa. La condivisione delle proprie esperienze e preoccupazioni può alleviare il carico emotivo associato a questo processo.

Il Giorno del Test

Il giorno del test di gravidanza è uno dei più significativi per le coppie che si sottopongono a trattamenti di fertilità. Ecco come prepararsi:

- **Scegliere il Momento Giusto:** È consigliabile eseguire il test di gravidanza al mattino, utilizzando l'urina del primo mattino, che è più concentrata e può fornire risultati più accurati.

- **Leggere Attentamente le Istruzioni:** Prima di eseguire il test, leggere attentamente le istruzioni per assicurarsi di eseguirlo correttamente e interpretare accuratamente i risultati.

Dopo il Test

A prescindere dall'esito del test, le coppie devono prepararsi a gestire le emozioni:

- **Gestione della Delusione:** Se il test è negativo, è importante avere già pianificato un incontro con il proprio medico per discutere i passi successivi. Prepararsi mentalmente a questa eventualità può ridurre il dispiacere e aiutare a mantenere una prospettiva ottimistica per il futuro.

- **Conferma del Risultato Positivo:** Un risultato positivo dovrà essere confermato con un test sierologico HCG e, successivamente, con un'ecografia per confermare l'impianto dell'embrione all'interno dell'utero.

Schema di Preparazione al Test di Gravidanza

Attività	Dettagli	Raccomandazioni
Monitoraggio dei sintomi	Segnare qualsiasi variazione del proprio stato di salute	Nono interpretare eccessivamente
Mantenimento stile di vita	Alimentazione corretta, idratazione, no alcool o fumo	Fondamentale per il successo
Supporto emotivo	Counseling o gruppi di supporto	Ridurre stress e ansia
Esecuzione del test	Usare urina del primo mattino	Seguire le istruzioni con precisione
Gestione delle emozioni	Preparazione per il risultato negativo o positivo	Supporto psicologico post- test

Ogni passo in questo percorso può avere un impatto significativo sull'esito finale e sul benessere della coppia. La preparazione accurata e il supporto sono quindi essenziali per affrontare questo periodo con fiducia e tranquillità.

Capitolo 8: Fallimenti e Riprovare: Una Guida Pratica

Affrontare un fallimento nel percorso verso la genitorialità può essere una delle sfide più difficili per le coppie. Quando un ciclo di fecondazione assistita non va come sperato, è vitale non solo capire gli aspetti pratici del perché è avvenuto, ma anche affrontare l'impatto emotivo che questo comporta.

Analisi degli Aspetti Pratici

Dopo un risultato non positivo, è importante procedere con una revisione dettagliata del ciclo. Questo include:

- **Riesame dei protocolli medici:** Analizzare i protocolli utilizzati e considerare se adattamenti o cambiamenti possono aumentare le possibilità di successo in futuri tentativi.

- **Valutazione della risposta ovarica:** Esaminare come gli ovari hanno risposto alla stimolazione può fornire indizi su quali dosaggi di farmaci potrebbero essere modificati.

- **Analisi dell'embrione:** Valutare la qualità degli embrioni e la loro evoluzione può aiutare a identificare se il problema è derivato durante la fecondazione o in fasi successive.

Un approccio sistematico e scientifico può aiutare a pianificare efficacemente i passi successivi, con l'obiettivo di ottimizzare ogni aspetto del trattamento.

Gestione dell'Impatto Emotivo

L'aspetto emotivo di un fallimento in un ciclo di fecondazione assistita è profondo e richiede una gestione attenta:

- **Supporto psicologico:** È fondamentale per le coppie avere accesso a supporto psicologico specializzato. Un terapeuta o uno psicologo può offrire strategie per gestire lo stress e l'ansia associati a questi momenti.

- **Condivisione delle esperienze:** Partecipare a gruppi di supporto dove altre coppie condividono esperienze simili può fornire conforto e nuove prospettive.

Preparazione per i Passi Futuri

Mentre si procede verso un nuovo tentativo, alcune azioni possono essere fondamentali per incrementare le possibilità di successo:

- **Ottimizzazione dello stile di vita:** Adottare un regime di vita salutare, inclusa una dieta appropriata, attività fisica regolare e riduzione dello stress, può avere un impatto significativo sulla fertilità.

- **Valutazione della salute generale:** Condizioni mediche non diagnosticate o non trattate possono influenzare negativamente i risultati dei trattamenti di fertilità. È essenziale una valutazione completa per identificare e trattare tali condizioni.

Sebbene un fallimento possa essere scoraggiante, è importante ricordare che molte coppie affrontano cicli ripetuti prima di raggiungere il successo. Ogni tentativo fornisce informazioni preziose che possono essere utilizzate per aumentare le probabilità nei cicli futuri. La chiave è mantenere un approccio proattivo e informato, assicurandosi che sia il corpo sia la mente siano preparati per i passi successivi.

Questo approccio integrato, che combina la preparazione medica e emotiva, offre alle coppie le migliori probabilità di successo e aiuta a gestire l'impatto psicologico dei trattamenti di fertilità. Le informazioni acquisite e l'adattamento continuo delle strategie sono essenziali per avanzare nel percorso della fertilità con rinnovata speranza e determinazione.

Valutazione medica dopo un insuccesso

Dopo aver affrontato un insuccesso nel percorso della riproduzione assistita, la valutazione medica dettagliata diventa una tappa cruciale per pianificare i futuri passi con maggiore consapevolezza e precisione. Questo processo di valutazione non solo serve a identificare possibili cause dell'insuccesso, ma offre anche l'opportunità di ottimizzare le strategie terapeutiche per incrementare le possibilità di successo nei cicli successivi.

Analisi Comprensiva del Ciclo Precedente

La revisione del ciclo precedente si concentra su vari aspetti, tra cui:

- **Analisi della qualità degli embrioni:** Esaminare la qualità e il grado degli embrioni trasferiti può fornire indizi cruciali. Tecnologie avanzate come la time-lapse imaging permettono di monitorare lo sviluppo embrionale, identificando potenziali anomalie nello sviluppo che potrebbero essere mancate durante valutazioni meno dettagliate.

- **Esame degli ormoni e della risposta endocrina:** Verificare i livelli ormonali durante il ciclo può rivelare disfunzioni endocrine che potrebbero influenzare l'adesione dell'embrione all'utero.

Tecnologie e Test Avanzati

L'integrazione di tecnologie avanzate gioca un ruolo fondamentale nella determinazione del percorso terapeutico post-fallimento:

- **Test genetico preimpianto (PGT):** Questo test è consigliato per escludere anomalie cromosomiche negli embrioni, che sono tra le cause più comuni di fallimento dell'impianto e di aborti spontanei.

- **Valutazione dell'utero:** Tecniche come l'isteroscopia permettono di esaminare l'interno dell'utero alla ricerca di potenziali anomalie strutturali che potrebbero interferire con l'impianto dell'embrione.

Considerazioni sullo Stile di Vita e Modifiche Comportamentali

Oltre agli aspetti medici, è cruciale valutare lo stile di vita:

- **Nutrizione e gestione del peso:** L'obesità o il sottopeso possono influenzare negativamente la fertilità. Un dietologo specializzato può aiutare a elaborare un piano alimentare personalizzato.

- **Gestione dello stress:** Programmi di riduzione dello stress come la mindfulness e lo yoga possono migliorare significativamente le probabilità di successo in un nuovo ciclo di trattamento.

Preparazione per il Futuro

Infine, prepararsi per i tentativi futuri significa stabilire un piano d'azione chiaro e dettagliato:

- **Elaborazione di un nuovo protocollo di trattamento:** Basandosi sugli esiti della valutazione, il team medico può proporre un nuovo approccio, adattando il protocollo di stimolazione o considerando alternative come la donazione di ovociti o di spermatozoi.

- **Supporto continuo:** Mantenere un dialogo aperto e costante con il team di cura e accedere a supporto psicologico può aiutare le coppie a navigare le sfide emotive legate alla ripresa dei trattamenti.

Attraverso un approccio sistematico e supportato da dati, le coppie possono ottenere una comprensione più profonda delle cause di precedenti fallimenti e intraprendere azioni concrete per aumentare le probabilità di successo, assicurando che ogni aspetto della loro salute e benessere sia indirizzato in maniera ottimale. Questo percorso, sebbene sfidante, può aprire nuove possibilità e rinnovare la speranza nelle coppie che aspirano a diventare genitori.

Considerazioni per tentativi successivi

Dopo aver affrontato un fallimento in un tentativo di fecondazione assistita, è fondamentale per le coppie prepararsi adeguatamente per i tentativi successivi. Questa preparazione non solo riguarda gli aspetti medici e fisici, ma anche quelli emotivi e psicologici, essenziali per mantenere la resilienza e l'ottimismo.

Revisione e Valutazione del Percorso Precedente

Prima di procedere con nuovi tentativi, è cruciale esaminare attentamente il percorso precedente:

- **Revisione dei protocolli medici:** È importante analizzare il protocollo utilizzato, includendo la stimolazione ovarica, la raccolta degli ovociti e la qualità del laboratorio. Questa analisi può rivelare modifiche necessarie che potrebbero incrementare le probabilità di successo nei cicli futuri.

- **Feedback dal team medico:** Un dialogo aperto con il proprio team di fertilità può fornire intuizioni preziose e personalizzate, permettendo di comprendere meglio le cause degli esiti non positivi e di pianificare i passi successivi con maggiore informazione.

Sostegno Emotivo e Psicologico

Il supporto emotivo gioca un ruolo chiave nel processo di ripresa dopo un fallimento:

- **Consulenza psicologica:** Incontrare un terapeuta specializzato in fertilità può aiutare a gestire il carico emotivo associato ai trattamenti di fertilità e a rafforzare la resilienza mentale.

- **Supporto di gruppo:** Partecipare a gruppi di supporto con altre coppie che stanno vivendo esperienze simili può offrire conforto e nuove prospettive, riducendo il senso di isolamento.

Ottimizzazione della Salute e dello Stile di Vita

Un approccio olistico alla salute è essenziale per migliorare le probabilità di successo:

- **Nutrizione e integrazione:** Una dieta bilanciata, arricchita di nutrienti essenziali e supplementi raccomandati dal medico, può migliorare la qualità degli ovociti e dello sperma.

- **Attività fisica moderata:** L'esercizio regolare, adeguato alle condizioni individuali, può migliorare il benessere generale e supportare la regolazione ormonale.

Pianificazione Finanziaria e Logistica

Considerare gli aspetti pratici e finanziari è cruciale per ridurre lo stress durante i cicli di trattamento:

- **Esplorazione delle opzioni di finanziamento:** Molte cliniche offrono piani di finanziamento o pacchetti per cicli multipli che possono alleviare il carico economico delle terapie ripetute.

- **Logistica del trattamento:** Organizzare in anticipo gli appuntamenti e i viaggi necessari per il trattamento può ridurre significativamente lo stress logistico.

Attraverso la comprensione approfondita di queste dimensioni, le coppie possono armarsi di strumenti e strategie per affrontare nuovi cicli con rinnovato ottimismo e preparazione. Incorporando modifiche basate su una valutazione accurata e supporto multidisciplinare, il cammino verso la genitorialità può essere percorso con maggiore sicurezza e serenità.

Le storie di coloro che hanno affrontato ripetuti fallimenti nella ricerca della genitorialità ma non si sono arresi rappresentano una fonte di ispirazione incommensurabile. Queste narrazioni non solo offrono conforto e compagnia nel percorso spesso solitario dell'infertilità, ma illuminano anche le varie strategie e le risorse emotive impiegate per superare le difficoltà.

Storia 1: La Determinazione di Clara

- Clara e suo marito hanno affrontato cinque tentativi falliti di fecondazione in vitro. Ogni fallimento li ha messi di fronte alla decisione dolorosa di continuare o meno. Nonostante il dolore e la delusione, Clara ha trovato forza nell'assistenza di un gruppo di supporto online e nell'adozione di un approccio più olistico alla salute. Alla sesto tentativo, hanno modificato il protocollo con l'aiuto di un nuovo specialista e, con cautela, hanno celebrato la riuscita della gravidanza. Clara attribuisce il loro successo finale alla combinazione di scienza, supporto comunitario e determinazione.

Storia 2: Il Percorso di Marco

- Dopo tre cicli infruttuosi di IUI, Marco era vicino al punto di rinuncia. La pressione emotiva stava iniziando a influenzare anche la sua vita professionale. Invece di arrendersi, ha deciso di prendersi una pausa per concentrarsi sulla sua salute mentale e fisica. Con l'incoraggiamento del suo partner, Marco ha iniziato la meditazione e la terapia per gestire lo stress e il dolore. Rinvigorito, lui e il suo partner hanno riprovato con una nuova clinica e una tecnica avanzata, che alla fine ha portato alla nascita del loro primo figlio.

Storia 3: Il Sogno di Serena

- Serena ha affrontato una serie di aborti spontanei che hanno lasciato lei e il suo partner devastati. Ogni fallimento sembrava un colpo al loro sogno di diventare genitori. Tuttavia, spinta dal desiderio di esplorare ogni possibile via, Serena si è rivolta all'adozione di embrioni. Dopo molte ricerche e considerazioni etiche, hanno adottato un embrione che non era stato selezionato da un'altra coppia. Questa decisione si è trasformata in gioia quando Serena ha portato a termine la gravidanza, dando alla luce una bambina sana.

Ognuna di queste storie illustra la resilienza di fronte alla difficoltà e il potere della perseveranza e del supporto. Le narrazioni sono costruite per ispirare coloro che si trovano in situazioni simili, offrendo speranza e strategie pratiche per affrontare le sfide.

Resilienza e Determinazione

Il viaggio attraverso la fertilità non è mai lineare. Alcune coppie possono affrontare numerosi cicli di trattamento senza successo prima di raggiungere il loro obiettivo. La resilienza diventa quindi una qualità indispensabile. Ascoltare le storie di chi ha persistito può rafforzare la determinazione di coloro che si trovano ancora nel mezzo della loro lotta, ricordando loro che non sono soli e che la perseveranza è fondamentale.

Apprendimento attraverso l'Esperienza

Ogni storia è anche un'opportunità di apprendimento. Ad esempio, una coppia potrebbe scoprire che un certo approccio o trattamento non era adatto per loro, ma ha funzionato dopo aver apportato specifiche modifiche suggerite dal loro team medico. Queste testimonianze possono offrire nuove prospettive e opzioni che le coppie potrebbero considerare, ampliando così le loro possibilità.

Supporto Emotivo

Un elemento comune in queste storie è il supporto emotivo ricevuto durante i momenti difficili. Questo supporto può provenire dai partner, dalla famiglia, dagli amici o da gruppi di supporto. Ascoltare come altri hanno gestito lo stress emotivo e psicologico può fornire strategie efficaci per mantenere il benessere mentale.

Adattabilità alle Circostanze

Adattarsi alle circostanze in continua evoluzione è un tema ricorrente. Alcune coppie potrebbero trovare che cambiare clinica, esplorare nuove tecnologie di fertilità o addirittura prendere in considerazione opzioni alternative come l'adozione o la gestazione per altri può aprire nuove porte e portare a risultati positivi.

Queste storie condivise non solo motivano e ispirano, ma funzionano anche come ricordo che ogni viaggio è unico e che non esiste un unico percorso verso il successo. Esse sottolineano l'importanza di un approccio personalizzato e l'essere aperti a modificare la propria strategia quando necessario. Ascoltare attivamente e trarre ispirazione da queste narrazioni può trasformare la prospettiva di chi sta affrontando difficoltà simili, infondendo speranza e forza per continuare a lottare verso il sogno di diventare genitori.

Nel viaggio attraverso la fertilità, il supporto e le risorse adeguate giocano un ruolo cruciale, specialmente dopo esperienze di fallimento. Questo capitolo si propone di guidare le coppie attraverso le opzioni disponibili per la pianificazione di tentativi futuri, enfatizzando l'importanza di una rete di supporto ben strutturata e di informazioni affidabili.

Il primo passo verso la ripresa dopo un fallimento è spesso una valutazione medica approfondita per comprendere le possibili cause. Questo dovrebbe includere consultazioni con specialisti della fertilità che possono offrire una seconda opinione o nuove strategie di trattamento basate sugli ultimi sviluppi nel campo. Le cliniche di fertilità spesso organizzano incontri informativi e workshop che possono essere preziose risorse di apprendimento per le coppie.

I gruppi di supporto giocano un ruolo vitale offrendo conforto e comprensione da parte di individui che hanno affrontato sfide simili. La partecipazione a questi gruppi può aiutare a ridurre l'isolamento e aumentare la resilienza emotiva. Inoltre, consulenti specializzati in fertilità possono fornire supporto emotivo e strategie per gestire lo stress e la delusione.

Pianificazione Finanziaria

Considerare le opzioni finanziarie è cruciale, dato che i trattamenti di fertilità possono diventare costosi, specialmente con tentativi multipli. Alcune cliniche offrono piani di pagamento o pacchetti finanziari, e esistono anche fondazioni che possono offrire sovvenzioni o aiuti finanziari alle coppie.

Considerazioni Etiche e Alternative

Infine, è fondamentale considerare tutte le opzioni disponibili, inclusi donazione di gameti, gestazione per altri, adozione o persino l'accettazione di una vita senza figli. Ogni alternativa dovrebbe essere valutata con attenzione, discutendone apertamente con i propri partner e consulenti, per assicurarsi che le decisioni prese siano le migliori per la propria situazione personale e di coppia.

È essenziale che le coppie si sentano supportate mentre esplorano le loro opzioni per il futuro, con una comprensione chiara di tutte le risorse a loro disposizione.

Capitolo 9: Verso la Genitorialità: La Vita dopo la PMA

Capire e navigare nella gravidanza post-PMA richiede un approccio su misura, poiché queste gravidanze spesso portano sfide e preoccupazioni uniche. Ecco una guida pratica per assicurarsi che ogni fase sia gestita con cura, per minimizzare le preoccupazioni e massimizzare la salute sia della madre che del bambino.

Monitoraggio Specializzato

Il monitoraggio medico per le gravidanze post-PMA è più intensivo rispetto alle gravidanze naturali. Questo include:

- **Ecografie Frequenti:** Più frequenti delle routine standard, queste ecografie aiutano a monitorare la crescita e lo sviluppo del feto con precisione maggiore.

- **Esami Biochimici Avanzati:** Test come il profilo biochimico materno possono essere raccomandati per anticipare condizioni come la preeclampsia.

- **Valutazioni del Flusso Sanguigno:** Utilizzando tecniche come il Doppler, i medici possono valutare la salute della circolazione placentare e fetale, prevenendo complicazioni.

Introduzione di Supporto Tecnologico

L'uso di dispositivi digitali può semplificare il monitoraggio continuo:

- **App per il Monitoraggio della Salute:** Applicazioni che registrano sintomi e progressi possono essere utilizzate per tenere traccia della salute quotidiana e segnalare tempestivamente eventuali anomalie al medico.

- **Wearable per la Salute Materna:** Dispositivi indossabili che monitorano parametri vitali come pressione sanguigna e frequenza cardiaca possono offrire dati in tempo reale agli operatori sanitari.

Strutture di Supporto Emozionale

L'aspetto emotivo è cruciale:

- **Consulenza e Supporto Psicologico:** Accesso a terapisti specializzati in fertilità e gravidanze post-PMA può aiutare a gestire l'ansia e altri problemi emotivi.

- **Gruppi di Supporto:** Condividere esperienze con altre coppie che stanno vivendo percorsi simili può fornire conforto e nuove strategie di coping.

Educazione e Preparazione

Preparare le coppie per quello che verrà è fondamentale:

- **Workshop Educativi:** Corsi che trattano specificamente temi legati alla gravidanza post-PMA, dalla salute fetale alla preparazione al parto.

- **Materiali Informativi:** Distribuzione di guide e brochure che dettagliano ogni fase della gravidanza, consigli pratici per la gestione quotidiana e la preparazione al parto.

Affrontare una gravidanza post-PMA con le giuste conoscenze e supporti trasforma l'esperienza in un viaggio gestibile e meno stressante. È vitale che le coppie siano ben informate, supportate e proattive nella gestione della propria salute e di quella del loro futuro bambino. Con un monitoraggio adeguato, supporto tecnologico e emotivo, nonché educazione approfondita, le coppie possono guardare al futuro con fiducia e serenità, pronte ad accogliere la nuova vita in arrivo.

La preparazione alla nascita e al post-parto rappresenta un capitolo cruciale per le coppie che hanno intrapreso il cammino della procreazione medicalmente assistita (PMA). Questa fase, densa di aspettative e di cambiamenti, necessita di un approccio informato e supportato per garantire che sia i genitori sia il neonato godano del miglior inizio possibile.

Monitoraggio e Preparazione al Parto

Dopo un percorso di PMA, la gravidanza può suscitare un mix di gioia intensa e preoccupazione data la storia pregressa. Di conseguenza, il monitoraggio medico diventa più rigoroso e personalizzato. Le ecografie sono più frequenti e dettagliate, mirate a monitorare ogni aspetto dello sviluppo fetale, mentre particolari esami, come il test del diabete gestazionale e della preeclampsia, vengono programmati con attenzione specifica.

Per prepararsi al parto, molte strutture offrono corsi preparto personalizzati per coppie che hanno affrontato la PMA. Questi corsi coprono non solo le tecniche di respirazione e rilassamento ma anche aspetti psicologici, aiutando le coppie a gestire l'ansia e a costruire un piano di nascita che tenga conto delle loro specifiche esigenze.

Supporto Emotivo e Psicologico

Il supporto emotivo è essenziale. Le cliniche e i centri specializzati in fertilità spesso estendono il loro supporto ben oltre il concepimento, offrendo consulenze psicologiche che continuano durante la gravidanza e dopo il parto. Inoltre, molti ospedali e cliniche hanno gruppi di supporto dove le coppie possono condividere esperienze e strategie per gestire le sfide uniche di questa fase.

Nutrizione e Stile di Vita

La nutrizione gioca un ruolo cruciale durante la gravidanza post-PMA. Una dieta ricca di nutrienti essenziali, adeguati livelli di attività fisica e il riposo sono fondamentali. I medici spesso raccomandano di incrementare l'assunzione di acido folico, ferro e calcio, e possono suggerire integratori specifici per supportare sia la madre che il bambino in crescita.

Preparazione al Post-Parto

Il post-parto è un periodo di grandi cambiamenti e adattamenti. Le coppie beneficiano di programmi che spaziano dal supporto all'allattamento a consulenze su come gestire i cambiamenti di umore post-parto. È altrettanto importante che il partner e i membri della famiglia siano coinvolti e supportati, dato che il benessere della madre è strettamente legato a quello del nucleo familiare esteso.

Risorse Utili

L'integrazione di risorse visive, come tabelle e schemi, può aiutare le coppie a organizzare e pianificare efficacemente. Una tabella potrebbe delineare le fasi chiave della preparazione al parto, mentre uno schema potrebbe offrire una panoramica sulle modifiche allo stile di vita raccomandate per il post-parto.

Attraverso queste strategie di preparazione e supporto, le coppie possono affrontare con fiducia e serenità il passaggio alla genitorialità, trasformando le sfide in opportunità di crescita e di arricchimento reciproco. Con la giusta preparazione, il viaggio dalla gravidanza al post-parto può essere vissuto non solo con meno stress, ma anche con grande gioia e soddisfazione, marcando l'inizio di un nuovo capitolo nella vita di famiglia.

Gestire le sfide della neo-genitorialità

La transizione verso la genitorialità dopo aver attraversato la procreazione medicalmente assistita (PMA) è un viaggio che può presentare sfide uniche e inattese. Le coppie si trovano spesso a navigare un territorio nuovo, dove le emozioni possono oscillare rapidamente tra l'euforia e l'ansia. In questo contesto, gestire efficacemente le sfide della neo-genitorialità richiede un approccio multifacettato, che comprenda supporto emotivo, pratico e informativo.

Adattamento alla Nuova Realtà

Il primo grande cambiamento che le coppie devono affrontare è l'adattamento alla loro nuova realtà di genitori. Dopo un percorso di PMA, i genitori possono sentirsi particolarmente vulnerabili alle pressioni di fare tutto "nel modo giusto". È essenziale, quindi, che vi sia un riconoscimento delle emozioni e delle sfide specifiche che questa nuova fase porta con sé. Supporto psicologico professionale, come incontri con uno psicoterapeuta o la partecipazione a gruppi di supporto, può offrire uno spazio sicuro per esplorare questi sentimenti e sviluppare strategie per gestirli.

Supporto Pratico nella Cura del Neonato

La cura quotidiana di un neonato può sembrare soverchiante, specialmente per coloro che hanno trascorso anni a lottare con la fertilità. La formazione pratica su temi quali l'allattamento, la gestione del sonno e le cure pediatriche di base è vitale. Corsi postparto, spesso disponibili presso ospedali o centri comunitari, possono fornire le competenze necessarie per affrontare con fiducia la cura del neonato. Inoltre, una consultazione regolare con il pediatra può aiutare a monitorare lo sviluppo del bambino e a rispondere a qualsiasi preoccupazione medica in modo tempestivo.

Mantenimento dell'Equilibrio Emotivo e della Relazione di Coppia

La nascita di un bambino può mettere sotto pressione la relazione di coppia, specialmente dopo un percorso emotivamente carico come la PMA. È fondamentale che le coppie dedicano tempo alla cura della loro relazione. Attività condivise, date night regolari, e momenti di dialogo aperto possono aiutare a mantenere il legame forte. La terapia di coppia può essere anche un'opzione preziosa per navigare insieme questa nuova fase della vita.

Utilizzo di Risorse e Strumenti di Gestione

L'uso di tabelle e schemi per organizzare le routine quotidiane può aiutare a gestire efficacemente il tempo e le energie. Ad esempio, una tabella delle attività giornaliere del bambino può aiutare a tenere traccia delle poppate, dei cambi di pannolino e dei pisolini, riducendo l'ansia e migliorando la gestione del tempo.

Inoltre, schemi informativi sulle tappe dello sviluppo infantile possono preparare i genitori agli sviluppi imminenti e aiutare a riconoscere eventuali segnali di allarme. Questi strumenti non solo forniscono supporto pratico, ma anche una sensazione di controllo e competenza che può essere molto rassicurante per i neo-genitori.

Affrontare le sfide della neo-genitorialità dopo la PMA richiede una preparazione attenta e un approccio olistico che consideri sia le esigenze pratiche che quelle emotive. Attraverso il supporto adeguato, la formazione continua, e la costruzione di una solida rete di sostegno, le coppie possono non solo affrontare, ma prosperare in questa nuova e gratificante fase della loro vita. Con una base solida e un approccio proattivo, la transizione alla genitorialità può trasformarsi da una sfida a una celebrazione della vita e del nuovo inizio.

L'arrivo di un bambino rappresenta un momento di profonda trasformazione per ogni coppia, specialmente per quelle che hanno percorso la strada della procreazione medicalmente assistita (PMA). Le sfide non terminano con il successo della procedura, ma si evolvono nel viaggio continuo della neo-genitorialità.

Sviluppo di una Rete di Supporto Sostenibile

Dopo la PMA, è cruciale che i neo-genitori stabiliscano una rete di supporto robusta. Questa rete dovrebbe includere non solo professionisti sanitari come pediatri e ostetrici, ma anche supporto psicologico e emotivo tramite consulenti e gruppi di supporto per genitori dopo la PMA. Una comunità ben radicata può offrire consigli pratici, sostegno morale e un senso di appartenenza, riducendo significativamente il senso di isolamento che alcune coppie possono provare.

Gestione delle Aspettative e delle Emozioni

Il percorso verso la genitorialità post-PMA può essere carico di aspettative e, a volte, di ansie. Programmi di supporto emotivo possono aiutare le coppie a navigare le complessità emotive, offrendo spazi sicuri per discutere paure e aspettative realistiche. Terapie focalizzate come la mindfulness e tecniche di rilassamento possono essere integrate per aiutare i genitori a gestire lo stress e promuovere un benessere psicologico.

Educazione Continua per Neo-Genitori

Il viaggio della genitorialità è in continua evoluzione, con nuove sfide che emergono man mano che il bambino cresce. Offrire accesso continuo a formazione educativa attraverso workshop, corsi online e seminari può equipaggiare i neo-genitori con le competenze necessarie per affrontare varie fasi dello sviluppo infantile. Temi come la nutrizione infantile, la sicurezza dei bambini e le tappe dello sviluppo psicomotorio sono essenziali per garantire che i genitori si sentano preparati e confidenti.

Strumenti Pratici: Tabelle e Schemi

Utilizzare tabelle e schemi può semplificare significativamente la gestione quotidiana della neo-genitorialità. Esempi includono:

- **Calendari di Vaccinazione**: Mantenere traccia delle vaccinazioni necessarie nel primo anno di vita del bambino.

- **Programmi di Sonno e Alimentazione**: Schemi che aiutano i genitori a stabilire routine di sonno e alimentazione salutari per il bambino.

- **Milestone dello Sviluppo**: Diagrammi che delineano le fasi tipiche di sviluppo per i primi anni, offrendo ai genitori una guida su cosa aspettarsi e quando cercare supporto professionale.

Questi strumenti non solo aiutano a organizzare le informazioni, ma forniscono anche ai genitori una maggiore sicurezza nelle loro capacità di gestire le esigenze del loro bambino.

L'adattamento alla vita dopo la PMA è un processo che richiede tempo, pazienza e risorse adeguate. Con il supporto appropriato, gli strumenti giusti e un ambiente accogliente, i neo-genitori possono trovare non solo supporto, ma anche gioia nel loro nuovo ruolo. Attraverso la formazione continua e il sostegno comunitario, le famiglie possono prosperare, assicurando che la transizione alla genitorialità sia il più fluida e gratificante possibile.

Concludere un trattamento di procreazione medicalmente assistita non segna la fine del viaggio, ma piuttosto l'inizio di un nuovo capitolo ricco di sfide e gioie. Questa sezione mira a fornire strumenti e spunti per navigare con fiducia in questa nuova fase della vita.

Riflessioni sul Percorso Vissuto

Guardare indietro al percorso affrontato per arrivare alla genitorialità può evocare un misto di emozioni. È importante che i genitori riconoscano e celebri le loro esperienze, trasformando le sfide in momenti di apprendimento e crescita. Celebrare ogni piccola vittoria lungo il percorso può aiutare a consolidare la resilienza e l'adattabilità necessarie per affrontare le sfide future come genitori.

Imparare dalle Esperienze Passate

I neo-genitori sono invitati a riflettere sulle lezioni apprese durante il trattamento di PMA e ad applicarle nella loro vita quotidiana. Questo può includere strategie di gestione dello stress, tecniche di comunicazione migliorate, o un approfondimento della comprensione emotiva tra partner. Trasferire queste competenze nel contesto della genitorialità può facilitare una transizione più armoniosa e consapevole.

Progettare il Futuro

Mentre i neo-genitori navigano nella loro nuova realtà, è cruciale continuare a impostare obiettivi e pianificare per il futuro. Ciò include non solo la pianificazione finanziaria e l'organizzazione della casa, ma anche la preparazione emotiva e psicologica per le varie fasi dello sviluppo del bambino. Pianificare con anticipo può aiutare a ridurre l'ansia e a garantire che entrambi i genitori si sentano equipaggiati per supportare al meglio il loro bambino.

Mantenere la Salute della Relazione

La relazione di coppia può subire pressioni significative dopo l'arrivo di un bambino, specialmente dopo un intenso percorso di PMA. È fondamentale che i partner continuino a coltivare la loro relazione, dedicando tempo alla qualità insieme, mantenendo una comunicazione aperta e supportandosi a vicenda nelle nuove responsabilità. Investire nella salute della relazione di coppia è cruciale per il benessere dell'intera famiglia.

Tabelle e Schemi di Supporto

Per supportare visivamente i concetti trattati, si possono introdurre diverse tabelle e schemi:

- **Tabella delle Milestone**: Un grafico che mostra le tappe tipiche dello sviluppo nei primi anni di vita, aiutando i genitori a monitorare e sostenere il progresso del loro bambino.

- **Piano di Supporto Familiare**: Una guida passo passo su come stabilire una rete di supporto, includendo dettagli su chi coinvolgere e come organizzare l'assistenza in modo efficace.

Con le giuste strategie e supporti, la transizione alla genitorialità post-PMA può essere non solo gestibile, ma anche un periodo di grande arricchimento personale e familiare.

In sintesi

Il cammino attraverso la procreazione medicalmente assistita (PMA) è spesso marcato da alti e bassi emotivi, incertezze e momenti di speranza. I neo-genitori, riflettendo su queste esperienze, possono trarre insegnamenti fondamentali per il futuro. È utile dedicare del tempo per discutere queste esperienze in incontri di supporto o con un consulente, per elaborare le emozioni complesse e trasformarle in una fonte di forza e resilienza.

La transizione alla genitorialità è un'evoluzione continua che si arricchisce con ogni nuova esperienza. Partecipare a corsi di genitorialità può equipaggiare i neo-genitori con strumenti essenziali per affrontare con sicurezza le varie fasi di crescita del bambino. I corsi dovrebbero coprire tematiche come lo sviluppo cognitivo e fisico, la nutrizione infantile, e le tecniche per gestire le emergenze, arricchendo il bagaglio di conoscenze dei genitori.

L'importanza di una rete di supporto ben strutturata non può essere sottovalutata. Questa rete include il pediatra, gruppi di supporto di neo-genitori e, se necessario, professionisti della salute mentale. Pianificare regolari check-up e incontri può garantire che i genitori ricevano consigli aggiornati e supporto costante, alleviando ansie e dubbi.

La cura della salute emotiva è cruciale. Gli incontri con un terapeuta o la partecipazione a gruppi di supporto possono essere di grande aiuto. È altresì essenziale mantenere hobby e interessi personali che rinvigoriscano lo spirito e permettano ai genitori di ricaricare le proprie energie, beneficiando così l'intera dinamica familiare.

Consigli Pratici per i Neo-Genitori

1. **Adattarsi alle nuove routine**: Con l'arrivo di un bambino, la vita quotidiana cambia radicalmente. È fondamentale trovare un nuovo equilibrio che includa tempo per il bambino, per la coppia e per gli impegni personali.

2. **Importanza del self-care**: Prendersi cura di sé permette di offrire la migliore cura possibile al bambino. Momenti di relax e attività rilassanti come lo yoga o la lettura possono migliorare significativamente la qualità della vita.

3. **Mantenere una rete sociale attiva**: È importante non isolarsi. Mantenere contatti con amici e familiari e partecipare a eventi comunitari può offrire una preziosa valvola di sfogo e un importante senso di appartenenza.

Navigare la genitorialità dopo la PMA richiede una costante crescita personale e supporto. Ogni sfida affrontata apre nuove vie di apprendimento e adattamento. Con le strategie appropriate, le

*riflessioni profonde e un supporto solido, i neo-genitori sono at-
trezzati non solo per sopravvivere ma per prosperare, offrendo al
loro bambino un ambiente ricco di amore, sicurezza e felicità.*

Capitolo 10: Il Percorso della FIVET: Numero di Tentativi Consentiti e Probabilità di Successo

Il percorso della fecondazione in vitro (FIVET) rappresenta una speranza per molte coppie che affrontano sfide di infertilità. Tuttavia, uno degli aspetti più delicati e spesso fonte di ansia è capire quante volte si può tentare questo metodo prima di considerare alternative. Esploreremo le variabili che influenzano il numero di cicli di FIVET consigliati e permessi, basandoci su criteri medici, legislazioni e studi di efficacia.

Fattori che influenzano il numero di cicli di FIVET

Condizioni Mediche

Diverse condizioni mediche, come l'età della donna, la qualità degli ovociti, la presenza di patologie come l'endometriosi o la sindrome dell'ovaio policistico (PCOS), possono influenzare il numero di tentativi di FIVET raccomandati.

Risultati dei precedenti cicli

I risultati ottenuti nei cicli precedenti di FIVET forniscono indicazioni preziose. Un successo precoce o la generazione di un numero significativo di embrioni di qualità possono influenzare la decisione di proseguire con ulteriori tentativi.

Aspetti psicologici

L'impatto emotivo e psicologico dei cicli di FIVET è profondo. La tolleranza emotiva della coppia e la loro capacità di affrontare ulteriori tentativi giocano un ruolo critico nella decisione di continuare.

Quindi, considerando tutto ciò, il numero medio di cicli di FIVET che una coppia può tentare ,in termini generali, molte fonti suggeriscono che si possono considerare tra 3 e 6 cicli di FIVET come una gamma ragionevole per tentare con successo una gravidanza.

È importante notare che la probabilità di successo diminuisce con l'aumentare dell'età della donna, in particolare dopo i 35 anni. Le linee guida di alcune associazioni di fertilità e i consigli degli specialisti possono variare, e in molti casi, la decisione su quanti cicli tentare si basa sulla risposta individuale ai trattamenti precedenti e sulle raccomandazioni del medico curante.

Alcuni sistemi sanitari nazionali o assicurazioni sanitarie possono anche limitare il numero di cicli di FIVET coperti o sovvenzionati, il che potrebbe influenzare il numero di tentativi che una coppia può realisticamente permettersi. Per esempio, nel Regno Unito, il National Health Service (NHS) può offrire fino a 3 cicli di FIVET a donne sotto i 40 anni che soddisfano determinati criteri.

In ultima analisi, la decisione su quanti cicli di FIVET tentare dovrebbe essere presa dopo una consultazione approfondita con un medico specializzato in fertilità, che può fornire una valutazione basata sulle specifiche circostanze mediche e personali della coppia.

Ecco una sintesi delle percentuali di successo della fecondazione in vitro (FIVET) per singolo ciclo, suddivisa per fasce d'età:

Percentuali di Successo al Primo Ciclo di FIVET

- **Donne sotto i 35 anni**: 40% - 50%

- **Donne tra i 35 e i 37 anni**: 30% - 40%

- **Donne tra i 38 e i 40 anni**: 20% - 30%

- **Donne oltre i 40 anni**: 10% - 20%

Percentuali di Successo Cumulative dopo 2 Cicli di FIVET

- **Donne sotto i 35 anni**: Circa 55% - 65%

- **Donne tra i 35 e i 37 anni**: Circa 45% - 55%

- **Donne tra i 38 e i 40 anni**: Circa 30% - 40%

- **Donne oltre i 40 anni**: Circa 20% - 30%

Percentuali di Successo Cumulative dopo 3 Cicli di FIVET

- **Donne sotto i 35 anni**: Circa 60% - 80%

- **Donne tra i 35 e i 37 anni**: Circa 50% - 60%

- **Donne tra i 38 e i 40 anni**: Circa 40% - 50%

- **Donne oltre i 40 anni**: Circa 20% - 35%

Percentuali di Successo Cumulative dopo 4 Cicli di FIVET

- **Donne sotto i 35 anni**: Circa 65% - 85%

- **Donne tra i 35 e i 37 anni**: Circa 55% - 65%

- **Donne tra i 38 e i 40 anni**: Circa 45% - 55%

- **Donne oltre i 40 anni**: Circa 25% - 40%

Percentuali di Successo Cumulative dopo 5 Cicli di FIVET

- **Donne sotto i 35 anni**: Circa 70% - 90%

- **Donne tra i 35 e i 37 anni**: Circa 60% - 70%

- **Donne tra i 38 e i 40 anni**: Circa 50% - 60%

- **Donne oltre i 40 anni**: Circa 30% - 45%

Percentuali di Successo Cumulative dopo 6 Cicli di FIVET

- **Donne sotto i 35 anni**: Circa 75% - 95%

- **Donne tra i 35 e i 37 anni**: Circa 65% - 75%

- **Donne tra i 38 e i 40 anni**: Circa 55% - 65%

- **Donne oltre i 40 anni**: Circa 35% - 50%

Queste percentuali rappresentano la probabilità cumulativa di ottenere una gravidanza dopo sei cicli di FIVET. Con l'aumentare del numero di cicli, le probabilità di successo aumentano, sebbene l'incremento tenda a ridursi dopo più tentativi. L'età della donna rimane uno dei fattori più critici per il successo della FIVET, con percentuali generalmente più alte nelle donne più giovani. Altri fattori, come la qualità degli embrioni e le condizioni di salute generale, continuano a giocare un ruolo significativo nel determinare il risultato.

Capitolo Omaggio

Dinamiche dell'Endometrio nel Sostenere l'Embrione

Il ruolo dell'endometrio nel corso della gravidanza è di fondamentale importanza. Questo tessuto non solo accoglie l'embrione, ma attiva una serie di meccanismi biomeccanici e biochimici per mantenere l'embrione al suo interno, prevenendo così la sua espulsione prematura. Questo capitolo esplora come l'endometrio si adatta e reagisce alla presenza dell'embrione, sostenendone lo sviluppo.

Struttura dell'Endometrio e le sue Funzioni Primarie

L'endometrio è composto da due strati principali: lo strato funzionale, che viene rigenerato in ogni ciclo mestruale, e lo strato basale, che serve come fondamento per la rigenerazione del primo. La capacità dell'endometrio di sostenere l'embrione inizia con la sua preparazione per l'impianto, un processo influenzato da una serie di segnali ormonali che modificano la sua struttura e funzione.

I Movimenti dell'Endometrio: Un Meccanismo di Protezione

1. **Fase di Implantazione:** Durante l'impianto, l'endometrio subisce un ispessimento notevole, diventando più ricettivo. Le cellule endometriali producono enzimi e sostanze nutritive che aiutano l'embrione a inserirsi più profondamente nei tessuti, mentre la sua superficie diventa più adesiva, un fattore cruciale che impedisce l'espulsione dell'embrione.

2. **Risposta Biochimica:** Le cellule dell'endometrio rispondono alla presenza dell'embrione rilasciando citochine e

fattori di crescita. Questi non solo nutrono l'embrione ma regolano anche la contrattilità dell'utero, riducendo le contrazioni che potrebbero portare all'espulsione dell'embrione.

3. **Modulazione Ormonale:** Gli ormoni, in particolare il progesterone e l'estrogeno, giocano un ruolo chiave nel modulare la consistenza e la reattività dell'endometrio. Il progesterone, in particolare, rilassa la muscolatura uterina e aumenta la viscosità del muco cervicale, creando un ambiente più stabile e sicuro per l'embrione.

4. **Riorganizzazione Cellulare:** Le cellule endometriali si riorganizzano per formare una sorta di barriera fisica attorno all'embrione. Questo processo, noto come decidualizzazione, comporta un significativo cambiamento nella struttura cellulare che contribuisce a ancorare l'embrione all'utero.

La comprensione di questi meccanismi non solo arricchisce la nostra conoscenza della biologia riproduttiva, ma può anche migliorare le strategie di supporto per le coppie che sperimentano difficoltà nel concepimento. L'endometrio non è solo un semplice strato di cellule; è un tessuto altamente dinamico e reattivo che svolge un ruolo attivo nel successo della gravidanza.

Domande Frequenti

1. **Che cos'è la fecondazione assistita (PMA)?** La procreazione medicalmente assistita (PMA) include diversi trattamenti e tecnologie che aiutano le coppie con difficoltà di concepimento a diventare genitori. I metodi comuni includono l'inseminazione intrauterina (IUI) e la fecondazione in vitro (IVF).

2. **Quali sono i principali fattori che influenzano il successo della PMA?**

   o **Età della donna**: L'età è uno dei fattori più significativi, con una maggiore probabilità di successo in donne più giovani.

   o **Salute generale**: Condizioni come l'obesità o il fumo possono ridurre le probabilità di successo.

   o **Qualità degli spermatozoi e degli ovociti**: La qualità del materiale genetico contribuisce direttamente alla probabilità di successo dell'impianto e dello sviluppo embrionale.

   o **Condizioni dell'utero**: Anomalie uterine o problemi come la presenza di fibromi possono influenzare l'esito della gravidanza.

3. **Come posso prepararmi al meglio per una PMA?**

   o **Consulta uno specialista in fertilità**: Un buon punto di partenza è lavorare con un medico esperto per valutare la vostra situazione specifica.

- o **Adotta uno stile di vita sano**: Dieta equilibrata, esercizio regolare e evitare alcool e fumo possono migliorare le probabilità di successo.

- o **Gestione dello stress**: Tecniche di riduzione dello stress possono essere benefiche, dato che lo stress prolungato può influenzare negativamente la fertilità.

4. **Quali sono i passaggi chiave di una procedura di IVF?**

- o **Stimolazione ovarica**: Uso di ormoni per stimolare la produzione di ovociti.

- o **Raccolta degli ovociti**: Procedura chirurgica per prelevare gli ovociti dall'ovaio.

- o **Fecondazione e coltura degli embrioni**: Gli ovociti vengono fecondati in laboratorio e gli embrioni vengono coltivati per alcuni giorni.

- o **Trasferimento embrionale**: Gli embrioni sono trasferiti nell'utero nella speranza che si impiantino.

5. **Quali sono i rischi associati alla PMA?**

- o **Sindrome da iperstimolazione ovarica (OHSS)**: Condizione potenzialmente grave causata dalla reazione eccessiva agli ormoni della fertilità.

- o **Gravidanze multiple**: Maggiore probabilità con la PMA, portando a rischi più elevati sia per la madre che per i neonati.

- o **Rischi emotivi e finanziari**: La PMA può essere emotivamente stressante e costosa, specialmente se sono necessari più cicli.

6. **Come posso supportare il mio partner durante la PMA?**

   - o **Comunicazione aperta**: Mantenere una comunicazione onesta e aperta può aiutare a gestire le aspettative e a condividere il supporto emotivo.

   - o **Partecipazione attiva**: Essere coinvolti in ogni passo del processo può rafforzare il legame e distribuire il carico emotivo.

Concetti Chiave per una Gravidanza di Successo

- **Monitoraggio regolare**: Seguire attentamente il piano di trattamento e partecipare a tutti gli appuntamenti di monitoraggio per assicurare che il processo proceda come previsto.

- **Supporto nutrizionale**: Integrare la dieta con vitamine prenatali e nutrienti essenziali, come l'acido folico, che supportano lo sviluppo del feto.

- **Mantenere l'ottimismo**: Mantenere un atteggiamento positivo può influenzare positivamente il benessere psicologico durante il trattamento.

Concludere un viaggio di scrittura come quello che ci ha condotti attraverso le sfide e le gioie della genitorialità post-PMA è un momento di riflessione e gratitudine. Il percorso che abbiamo esplorato insieme in questo libro non è solo un insieme di consigli e informazioni, ma è un compagno di viaggio per coloro che si avventurano nella meravigliosa e talvolta complicata esperienza della genitorialità.

Ogni capitolo è stato pensato per offrire sostegno, chiarimenti e ispirazione, accompagnandovi mano nella mano verso la realizzazione del sogno di diventare genitori. Abbiamo navigato attraverso le complessità mediche, emotive e pratiche, sperando di aver fornito le risorse necessarie per affrontare con fiducia e amore ogni sfida.

È il momento di ringraziare voi, lettori, per aver scelto di condividere con noi questo percorso. La vostra fiducia e il vostro interesse sono il più grande riconoscimento per il nostro lavoro e la nostra passione. Speriamo che le pagine di questo libro possano servire come fonte di conforto e guida mentre passate attraverso le varie fasi della genitorialità.

Inoltre, un ringraziamento speciale a tutti gli esperti e professionisti che hanno contribuito con il loro sapere e la loro esperienza a rendere questo libro una risorsa preziosa. La loro dedizione è palpabile in ogni pagina e consiglio offerto.

Mentre vi preparate a chiudere questo libro, ricordate che ogni fine è un nuovo inizio. La genitorialità è un viaggio che continua a evolversi giorno dopo giorno, e noi siamo stati onorati di far parte del vostro. Continuate a cercare la conoscenza, a chiedere supporto quando necessario e, soprattutto, a godervi ogni prezioso momento con il vostro bambino.

Con affetto e migliori auguri per il vostro continuo viaggio nella genitorialità

Daniel Vincent